AF436055

TRUJILLO
VISTO POR UN PSIQUIATRA

José Miguel Gómez

TRUJILLO
VISTO POR UN PSIQUIATRA

Santo Domingo, D.N.
Julio 2022

TRUJILLO VISTO POR UN PSIQUIATRA

Biblioteca José Miguel Gómez

1ra. edición: 2003.
Reimpresión 1ra. edición: noviembre 2003.
2da. edición corregida: 2004.
Reimpresión 2da. edición corregida: 2006
3ra. edición: octubre 2017
Reimpresión 3ra. edición: 2022.

Fotos donadas por el Archivo General de la Nación.

ISBN: 978-9945-16-849-5

Nuestro agradecimiento para todas las personas que colaboraron
para esta publicación.

Diagramación:
Jesús Alberto de la Cruz

Impresión:
Editora Búho, S.R.L.
Tels.: (809) 686-2241 / (809) 686-2243 • Fax: (809) 687-6239
E-mail: editorabuho@yahoo.com
Santo Domingo, R. D.

DEDICATORIA

A los que conocieron a Trujillo y no lo entendieron. A los que creyeron conocerlo y lo justificaron. A los que desean conocerlo, sin juzgarlo y sin justificarlo. A las presentes y futuras generaciones para que no copien este modelo de referencia social no sano, y menos, digno de imitar.

El autor.

ÍNDICE

PRÓLOGO

Este libro tiene dos propósitos, un motivo y un compromiso. El compromiso fue contraído con don Juan Bosch en 1995 en la Universidad Católica Santo Domingo. Don Juan, con su personalidad impresionante y fuerte, me enrostró que los psiquiatras no aportaban al estudio de la personalidad de la conducta y de las problemáticas psicosociales de los dominicanos y menos de Rafael Leonidas Trujillo. Decía Bosch: "De Trujillo se han ocupado los políticos, historiadores, pero no los psiquiatras".

Confieso que me sentí interpelado, cuestionado, no sé si para salir de aquel apuro delante de las autoridades universitarias y de don Juan, a quien al estrecharle las delgadas, huesudas y fuertes manos, me atreví a decirle: "Profesor, cuente usted con eso, voy a escribir la patobiografía del dictador Trujillo Molina".

Los propósitos son entregarle a las presentes y futuras generaciones un estudio psicopato-biográfico de la persona que más había incidido en el aprendizaje psicosocial, conductual y político del siglo pasado, en la forma y en el estilo de hacer política en nuestro país, y no se tenía una respuesta de su personalidad, de su dinámica familiar, de su sexualidad, de sus parejas, del estilo de vida y del legado psicosocial y conductual que había dejado en tres décadas de dictadura que marcó el pensamiento, para mal, de varias generaciones.

El motivo es responder al desafío de presentar como psiquiatra la patobiografía de éste personaje sin racionalizarlo, sin juzgarlo, y menos, irrespetarlo ni defenderlo. Tenía que presentarlo como aprendimos en las sesiones clínicas y en las prácticas psicoterapéuticas. No niego que el tema me angustiaba, pues no había vivido la época, conocía pocos espacios donde había incidido y socializado Trujillo Molina.

Además, tenía el reto de presentar con este estudio mis habilidades, mis experiencias y aprendizajes como clínico de la psiquiatría, de la sexualidad, de la terapia marital, de la visión psicosocial y militar. Tener que exponerlo en éste análisis de estudio retrospectivo, después de revisar por más de cuatro años casi todo lo que se había escrito del "Jefe" Trujillo. De olfatear cada biografía, saber cuál estaba escrita de forma discriminatoria, prejuiciosa o aquellas bien escritas, de referencias respetadas y dignas de reseñar.

Por tres años viajé a cada rincón donde vivía una persona que había trabajado para el presidente Trujillo o para sus familiares, entrevisté algunas de sus últimas amantes, queridas, o amigas especiales. Fui en busca de la opinión de las personas que vivieron de cerca los treinta años y las que habían sido víctimas o enemigas de la dictadura. Fue así como pude ir desarrollando cada tema, cada capítulo, e ir desde los antecedentes familiares, de los abuelos, de los padres, hasta determinar la estructura y tipo de familia donde se desarrolló Trujillo Molina. Tuve que valerme del método fenomenológico y del desarrollo biográfico de la curva vital y del desarrollo infanto-adolescente de la vida del "Jefe".

Por otro lado, estaba el perfil de su personalidad que muchos lo habían tildado de "loco", otros lo presentaban como un ser fuera de serie y para muchos se trataba de un psicópata desalmado.

Mi condición de psiquiatra me exigía cuidar estas descripciones diagnósticas, debido a que es imperdonable que un trabajador de la salud mental, psiquiatra o psicólogo, rotule o emita un juicio clínico por simpatía o por rechazo sobre una persona.

Sin embargo, reconozco la inteligencia y habilidades de Juan Bosch y Joaquín Balaguer para hacer algunas descripciones de la personalidad de Rafael L. Trujillo Molina. Sin ser psiquiatras, ambos se aproximaron bastante en la descripción de algunos de sus rasgos y al porqué de su conducta social.

Como todo ser humano, Trujillo tenía diferentes rasgos que durante su vida incidieron en su personalidad: Rasgos narcisistas, obsesivos, paranoides, histriónicos. Nunca estuvo loco, ni psicótico; tenía un trastorno antisocial de la personalidad, pero no era aquel psicópata desalmado, estúpido y trastornado que se ve en los hospitales o en las cárceles del país. Más bien era un antisocial que tenía rasgos que le ayudaron y unas circunstancias que, junto a sus propias habilidades, le fueron favorables para el alcance de los propósitos, objetivos y metas que perseguía con voluntad, motivación y con una estrategia y una táctica precisas perseguía Trujillo. Digo esto porque sin esos rasgos, sin el carácter, sin el temperamento y sin esa condición compleja que se llama personalidad, unida a las condiciones psicosociales y políticas de un país pobre y atrasado, no se hubiese desarrollado el producto psicosocial llamado Rafael Leonidas Trujillo Molina.

Este libro analiza y reflexiona sobre cómo las carencias mueven a las personas hacia las frustraciones y los traumas. Además, sobre las relaciones y tipos de parejas que desarrolló el dictador, sus relaciones interpersonales y de grupos, así como sobre aquellas trampas psicoemocionales y conductuales que padecía el dictador.

El libro trata de bucear en la sexualidad, en la intimidad de este personaje tan macho, tan poligámico, visceralmente infiel. Como si tuviese un bisturí, se hacen los cortes precisos por planos y con detalles, para que los lectores sepan de dónde y cómo los psiquiatras y los psicólogos elaboramos los diagnósticos, confrontamos las vivencias, pensamientos y vida de las personas.

Confieso que durante meses experimenté la sensación de tenerlo frente a mí. Me parecía verle gesticular, oír su voz; era como si viera sus posturas o escuchara sus defensas y racionalizaciones. Cada día conocía algo diferente de él. En cada sesión, en cada tema descubría que Rafael Trujillo Molina tenía talento, pero que al final no supo administrarlo, que es lo mismo que si no lo tuviera. Llegué a darme cuenta que fue víctima de sus emociones, de sus impulsos, de una percepción exagerada de su importancia, de su resentimiento, de sus prejuicios y de una pobre identidad psicosocial no aceptada que lo llevaba a la necesidad de exaltación, egolatría, megalomanía, y de una búsqueda de aceptación y aprobación psicosocial que lo conducía a conductas desadaptadas, cuando no era reconocido, validado y aceptado.

En el fondo Trujillo Molina era tímido, estaba lleno de carencias, tuvo muchas frustraciones a las que no les dio respuestas psicoemocionales sanas. Era inflexible en sus emociones, de afectos ambivalentes y de sentimientos inadaptados. Amaba a su madre, pero podía maltratar, humillar, abusar y podía acosar a las mujeres en nombre del amor y de los afectos.

El dictador se convirtió en un símbolo y en un mito. Fue un maestro de las habilidades, de las manipulaciones; aprendió a dividir, indisponer y utilizar a las personas. También carecía de afectos, de sentimientos y de conciencia social; era capaz de asesinar, sin que le importaran los vínculos que tenía con sus víctimas.

Como persona, como militar y como político siempre hizo trampas. Los fines siempre justificaron los medios y el método.

Ese legado psicosocial y conductual que dejó la dictadura es un aprendizaje psicosocial de reflexiones sociales no sanas, y mucho menos, digno de imitar. A él, al igual que a otros, le dieron resultados para lograr sus propósitos y objetivos personales, mientras al pueblo le mataron la autoestima, la capacidad crítica, la dignidad social, la visión colectiva y el respecto por su propia historia y sus propios orígenes.

Esta obra es una reflexión psicoeducativa para las presentes y futuras generaciones del país, por cuanto constituye la auscultación de un personaje que gravitó por treinta y un años.

He querido presentar este libro, elaborado sobre la base una del método analítico, psicodinámico, fenomenológico y clínico de la psiquiatría y la psicología para que el lector pueda conocer la personalidad, la conducta y los resultados del estilo de vida de Rafael Leonidas Trujillo Molina.

Dr. José Miguel Gómez

Capítulo I

DINÁMICA FAMILIAR DE LOS ABUELOS DE RAFAEL LEONIDAS TRUJILLO MOLINA

El origen de una familia es un acontecimiento de múltiples circunstancias que nadie está en capacidad de predecir cómo se origina o se desarrolla y, mucho menos, determinar qué tipo de familia será, cuántos miembros vivirán en ella o si será una familia disfuncional o sana. Todas estas interrogantes se plantean en torno al origen y desarrollo del antecedente heredo-familiar de los abuelos de Rafael Leonidas Trujillo Molina.

Dos circunstancias producen la aparición de sus abuelos: la ocupación española de 1861 a 1865 en que aparece José Trujillo Monagas; y la ocupación haitiana de 1822-1844 con la presencia de Diyetta Chevalier y su hija Luisa Erciná Chevalier. De esas circunstancias políticas y sociales se desarrollaría el origen de la dinámica familiar de los abuelos José Trujillo Monagas y Silveria Valdez. Así las cosas, cabe suponer que ambos procedían de condiciones socioculturales y políticas muy diferentes en que la familia de cada uno le permitiría ser una extensión o resultado social donde tendrían que interactuar, estableciéndose aquello de que cada quien es el resultado de lo que piensa y de lo que su familia le ha permitido ser, y ambos son productos del contexto sociocultural de la época donde se desarrolló esa familia.

Mediante ese aprendizaje social cada quien va adquiriendo a la vez lo que le transmitirá a sus propios hijos y tipificará qué tipo de dinámica familiar tendrá durante su vida adulta.

Antecedentes biopsicosociales de los abuelos de Trujillo

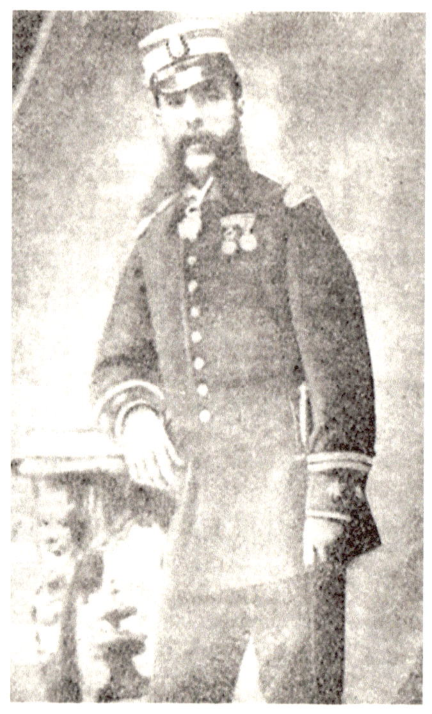

José Trujillo Monagas

El abuelo paterno, José Trujillo Monagas, de ascendencia española, vino al país con la ocupación española de 1861 a 1865, y durante ésta ofreció su servicio como espía a las autoridades anexionistas con el rango de sargento. Además, se desempeñó como parte del cuerpo médico del ejército español y luego como ayudante del General José Hungría, en el Cibao. En toda su movilidad por el país como militar, prestó servicio en Baní y cuando visitaba, a caballo, a San Cristóbal se hospedaba en la vivienda de Silveria Valdez, quien luego sería la abuela paterna de Trujillo.

Silveria Valdez era una mujer criolla. La describen como enérgica, de carácter fuerte, política, partidaria de Buenaventura Báez, dedicada a los negocios, comerciante y propietaria de un hotel en San Cristóbal. Allí fue donde se conocieron José Trujillo Monagas y Silveria Valdez, quienes establecieron una relación afectiva complementada por la política, por las armas, por el carácter y el temperamento de cada uno, y por la necesidad de cada quien de compensar y suplir carencias afectivas, económicas, sociales y circunstanciales, como suele ocurrir en cualquier pareja. Silveria Valdez era una mujer de independencia social y económica, que incidía en la política y en la zona donde prestaba servicio Trujillo Monagas. Además, era soltera, de temperamento fuerte y decidida en su vida pública y privada. José Trujillo Monagas, era militar, extranjero y dependiente de los servicios, de las atenciones y de la acogida durante su estancia en el hotel de Silveria Valdez. Fue así como empezó la relación de los que serían los abuelos de Rafael Leonidas Trujillo. De esa unión nació José Trujillo Valdez, padre de Rafael Leonidas Trujillo. Una unión sin base legal, pues Trujillo Monagas y Silveria Valdez nunca se casaron; mantuvieron una unión marital conocida, pero de pocos años, pues Trujillo Monagas tuvo que marcharse para Cuba con los anexionistas españoles, ocupando el cargo de jefe superior de la policía de La Habana. Luego tuvo que abandonar a Cuba tras la derrota sufrida por los españoles en la guerra por la independencia. O sea, el hijo, José Trujillo Valdez, no conoció ni socializó con su padre, pues éste nació en 1864 y ya en 1865, el padre, Trujillo Monagas, salía hacia Cuba, desde donde regresó a España y murió años después, sin volver a saber de su hijo ni de Silveria Valdez. Como se puede observar, la relación de Trujillo Monagas y Silveria Valdez fue de corta duración y de pobres vínculos, en que se desarrolló una dinámica familiar monoparental y, de estructura matrifocal; Silveria, la mujer, era la que enfrentaba la vida comercial, (administraba un hotel), desarrollaba actividades políticas y era a la vez madre soltera. En *Trujillo: la trágica aventura del poder*, el Dr. Robert D. Crassweller describe a Silveria Valdez diciendo que "lo notable de ésta enérgica mujer era, que ejercía una muy fuerte influencia política y participaba vigorosamente en los asuntos públicos locales". Además, en *"Trujillo: Causas de una tiranía sin ejemplo"*, el Profesor Juan Bosch dice que "...Silveria Valdez, fue una mujer de energía singular; comerciante, tratante de ganado, dueña en sus últimos años de un pequeño hotel en San Cristóbal, de naturaleza enérgica, debió tener valor, ya que en esos tiempos no era fácil para una mujer ser comerciante, política y levantar una familia, viajando a caballo a sitios distantes, expuesta a las sorpresas desagradables habituales en un país que durante años estuvo azotado por revoluciones y por cuadrillas de salteadores que merodeaban por los campos. Tuvo actividades políticas como partidaria de Buenaventura Báez y en cierta ocasión fue expulsada a Puerto Rico debido a esas actividades".

Abuelos maternos de Rafael Leonidas Trujillo

Con respecto a los abuelos maternos, la dinámica estaba constituida por un abuelo campesino dominicano, Pedro Molina, descrito como trabajador de sólida reputación, pero de escasos recursos económicos, según consigna Juan Francisco Martínez Almánzar, en el tomo I de su libro *"Trujillo: la vigencia de un fantasma"*. La abuela era Luisa Chevalier, descrita como mujer arrogante, hija de Diyetta Chevalier, de ascendencia haitiana. De esta unión de Pedro Molina y Luisa Chevalier nació, en 1865, Altagracia Julia Molina, madre de Rafael Leonidas Trujillo, quien se casaría el 29 de septiembre de 1887, en San Cristóbal, con José Trujillo Valdez, alias don Pepe, y formaron una familia aglutinada y extensa, en que nació y se desarrolló Rafael Leonidas Trujillo Molina.

Más adelante les diré cómo el legado de la dinámica familiar de los abuelos de Trujillo se convirtió en una dinámica de referencia disfuncional hasta la tercera generación, donde se desarrollaron los padres de Trujillo, y cómo el mismo Trujillo Molina repite el modelo con su propia familia.

La dinámica de la pareja Trujillo Monagas y Silveria Valdez, fue una unión libre, desarrollándose una familia matrifocal, cuyos roles de poder y fiscalización los ejercía su madre, Silveria Valdez, toda vez que el padre se mantuvo ausente. En tanto, la dinámica de los abuelos maternos era también la de una familia con estructura matrifocal. Su abuela, fue Luisa Erciná Chevalier, "hija de la calle" de un oficial haitiano, criada por su madre Diyetta Chevalier, de quien decían sus contemporáneos que era una mujer "enrevesada", inteligente, orgullosa y arrogante, conforme refiere Lipe Collado en las "*Anécdotas y crueldades de Trujillo*".

Como se puede notar, los antecedentes biológicos, psicológicos y psicosociales en la estructura de los padres de Trujillo son transmitidos de estos a Trujillo y sus hermanos, como también a los hijos de Trujillo y de forma sociocultural y como legado llevados al pensamiento y conducta de muchos dominicanos, que resultaron marcados por los 31 años de dictadura.

Capítulo II

Características de la dinámica familiar de los padres de Rafael Leonidas Trujillo

La dinámica familiar

La familia Trujillo Molina se constituye el 29 de septiembre de 1887 con el matrimonio de José Trujillo Valdez y Altagracia Julia Molina. La boda tuvo lugar en San Cristóbal, desde donde pasaron a vivir a la casa de la madre de Julia Molina, Luisa Erciná Chevalier. La casa, de madera con techo de zinc y pintada de rojo, tenía ocho habitaciones, seis de las cuales eran utilizadas como dormitorios, según Juan F. Martínez Almánzar en el tomo I de su libro *"Trujillo: la vigencia de un fantasma"*.

Esa unión procreó once hijos: Flérida Marina, Virgilio, Rafael Leonidas, Rosa María Julieta, José Arismendi, Amable Romeo, Aníbal Julio, Nieve Luisa, Pedro Vitilio, Ofelia Japonesa y Héctor Bienvenido. Es decir, cuatro hembras y siete varones, en que Rafael Leonidas Trujillo fue el tercero de los hermanos.

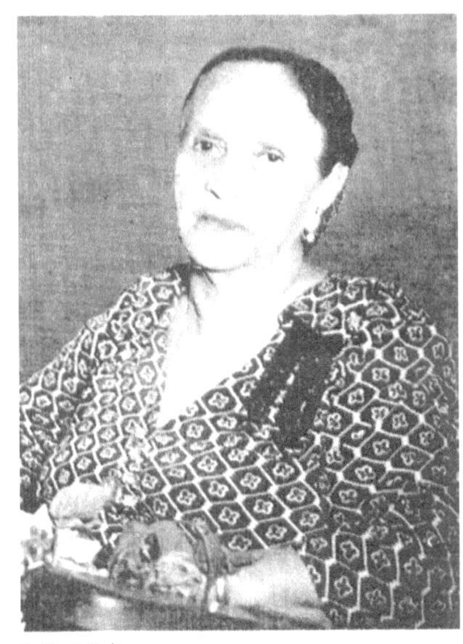

Julia Molina

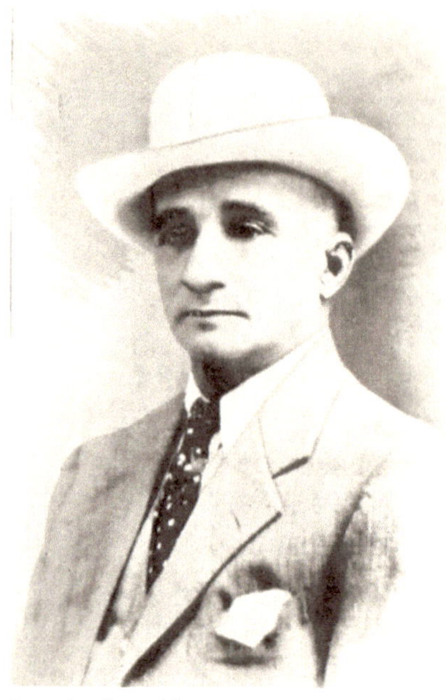

José Trujillo Valdez

El padre de Trujillo, José Trujillo Valdez, tuvo un hijo fuera del matrimonio, ya siendo Rafael Leonidas bien adulto: Ese hijo fue llamado Luis Rafael, a quien por un tiempo lo acogió como tutora su hermana, Nieve Luisa, la más desajustada de la familia; y además la tercera de las cuatro hermanas.

En la familia Trujillo Molina vivían abuelos, padres e hijos y algunos tíos, como Teódulo Pina Chevalier y Plinio Pina Chevalier llegaban a dormir los fines de semana.

Como se puede observar, se trata de una familia aglutinada, extensa y además, sobre-envuelta. Refiero en mi libro *Familia, problemas y soluciones* que "En nuestro país las familias, en su mayoría, son aglutinadas y extensas", se caracterizan por ser familias que carecen de límites claros, o sea, viven en ellas los padres, abuelos, tíos, hijos y, si no viven, inciden en la toma de decisiones, desautorizan a los padres, tienen confuso el rol del nivel parental de los padres. Lo ideal y lo funcional sería que fueran familias nucleares donde viven los padres y sus hijos, donde estos reconozcan la autoridad, los límites, donde la comunicación sea abierta, directa, flexible y reforzadora de conductas positivas". Es decir, la relación de la dinámica de los padres de Trujillo era una relación marital complementada por un modelo de referencia por la presencia de sus madres, donde ambos venían buscando el mantenimiento, y así la repetición del modelo matrifocal.

El padre, José Trujillo Valdez, es descrito como mujeriego, bebedor, macho y proveedor a medias, ya que vivían en la casa de la madre de su mujer. El Lic. Ángel Morales, al enjuiciar la conducta de don Pepe Trujillo, acotaba que "...ha vivido siempre de negocios ilícitos, negociando con cosas ajenas (vacas, caballos, mulos, tierras, maderas, casas, etc.) que vendía o canjeaba como suyas". Por estas conductas había estado preso varias veces, y el 18 de diciembre de 1899 la Procuraduría Fiscal de Santo Domingo notificaba que entre los procesos en curso en esa instancia judicial se encontraba el de José Trujillo Valdez, preso por homicidio desde octubre de 1898. Para entonces su hijo, Rafael Trujillo Molina tenía 7 años de edad.

La esposa, doña Julia Molina, es descrita por Corpito Pérez Cabral, en su enfoque dedicado a los familiares de Trujillo. Decía el entonces afamado periodista: "La madre, incontrovertiblemente sufría en el hogar caótico la pena formidable del esposo expuesto a las carnadas y a los proyectiles de la policía pedánea y el sonrojo de los hijos que, desde los días de la adolescencia prematura en la tranquila San Cristóbal, vivían ya oprimidos por la índole pública, repudiados por la sociedad entera".

El Dr. Balaguer describe a doña Julia Molina con las siguientes palabras: "...Es una mujer verdaderamente sublime, todo lo sufre y todo lo soporta con ecuánime mansedumbre, y cuando alguien flaquea a su lado, interrumpiendo la felicidad del paraíso doméstico, su dulzura se inclina sobre la frente del culpable para depositar sobre ella su ramo de bendiciones".

Son éstas las características en su dinámica marital: el marido, José Trujillo Valdez: macho dominante, irresponsable, periférico y de una referencia social negativa. Doña Julia Molina, esposa sumisa, callada, dependiente, tolerante, de poca iniciativa y borrada en su rol de madre por la abuela (madre de ella) Erciná Chevalier, quien era dueña de la casa y la sustituía en el modelo de la madre, a tal punto que a Rafael Leonidas Trujillo lo alfabetizó, a sus cinco años, su abuela, Erciná Chevalier, en una escuela de 60 alumnos". Esto explica que el modelo y la estructura de la familia de los padres de Trujillo era disfuncional con tendencia por ambos lados a la matrifocalidad; por el padre, estaba Silveria Valdez y por la madre, Erciná Chevalier.

Esas familias disfuncionales y aglutinadas se caracterizan por la ausencia de límites claros, donde el poder y las decisiones son tomados por los abuelos y la comunicación es un tanto confusa, se sustituye a los padres biológicos del modelo de cómo criar a sus hijos. Sin embargo, la realidad sociocultural donde vivía esa familia en San Cristóbal era una zona rural, pobre, marginal y con tendencia social a la patrifocalidad. Es decir, en la mayoría de los hogares el hombre era "macho", proveedor, dueño de su familia; y las mujeres eran domésticas; se dedicaban a cuidar de sus hijos, de su marido, además de ayudar a éste último en la labor agrícola.

Pero la familia tiene otras funciones en su dinámica social, y es la de transmitir valores, costumbres, estilos de vida saludable a influir en la forma de pensar y de ser de sus miembros; o sea, el padre de Trujillo, José Trujillo Valdez, tenía la influencia política de Buenaventura Báez y de Lilís, debido a que su madre era simpatizante de éstos y por otro lado tenía la influencia social y económica, pues como era la dueña del hotel ayudaba económicamente al hijo y al nieto. Doña Silveria Valdez fue la madrina del bautizo de Rafael Leonidas Trujillo, y éste, desde niño, ayudaba en la parte doméstica en la casa de su abuela. Estoy significando cómo las abuelas maternas tenían la influencia social y económica en la fiscalización y en el rol familiar de los padres de Trujillo y de sus hijos.

Tipología familiar

La familia Trujillo Molina era una familia aglutinada, extensa y sobre envuelta. Se sabe que en estas familias los límites son difusos. Cuando el control y la supervisión de los hijos no están a cargo de los padres sino de los abuelos, son éstos quienes ejercen la autoridad directa sobre sus nietos, descalificando y desautorizando a los padres, los hijos aprenden a manipular a los padres. No obstante, como dice el profesor Salvador Minuchin, estas familias que son estresadas tienden a ser más solidarias con sus miembros.

Al momento en que se unieron, los padres de Trujillo vivían en la casa de la madre, Erciná Chevalier. Procrearon 11 hijos, de los cuales siete fueron varones y cuatro hembras. Ahora veamos las características descriptivas de familias extensas. El profesor Minuchin nos dice que "El modelo de la familia extensa es una forma bien adaptada a situaciones de estrés y penuria. Por lo tanto, se trata de un modelo sumamente significativo en muchas familias afectadas por la pobreza. Las funciones pueden ser compartidas, un miembro puede cuidar a los niños mientras otros adultos trabajan para mantener a toda la familia. Las tareas hogareñas, al igual que otras, pueden ser compartidas". Lo que quiero significar es que en estas familias los vínculos de relación tienen varios componentes. Los más importantes de éstos son la distribución del poder, el estilo de comunicación y las relaciones afectivas. Además, tienen funciones, como son satisfacer las necesidades básicas de alimentación, protección, afecto, techo, educación, seguridad, independencia y la oportunidad para el desarrollo sano. Como se puede observar, no todo esto lo suplía la familia de los padres de Trujillo. Más adelante podrán observar el costo de esa disfuncionalidad y la psicopatología de esa familia.

Capítulo III

Legado biopsicosocial de la familia parental de Rafael Leonidas Trujillo

La familia es una organización social dinámica que está llamada a subsistir a diferentes cambios sin que éstos varíen su condición fundamental: apoyo, alimentación, regulación, socialización, así como transmitir cultura y valores a sus hijos. Ese legado familiar viene dado de generación a generación, que son patrones de relaciones; formas de interactuar y de pensar, estilos de vida que van tipificando a esa familia y que muchas veces, por generaciones, son disfuncionales. En mi experiencia como psiquiatra, he tenido familias donde los abuelos son separados, los hijos separados y los nietos también, y donde por generación se les hace difícil desarrollar modelos de parejas y de familias funcionales.

¿Cuál fue el legado psicosocial de los abuelos de Trujillo? El abuelo, Trujillo Monagas, anexionista español, de vida soplona, militar, de intrigas y de actividades represivas, cuentan de sus trabajos en Cuba durante la lucha por la independencia (posiblemente extraído del libro de Carlos Urrutia Blanco). En uno de ellos se consagraba que el 8 de noviembre de 1880 la jefatura de la policía colonial de La Habana recomendaba al gobernador a don José Trujillo Monagas; se distingue notablemente entre todos los demás funcionarios a sus órdenes en el esclarecimiento de todos los más graves delitos fraguados dentro y fuera de esta capital contra la seguridad del Estado, de la hacienda, de los intereses públicos y particulares, secundando siempre las órdenes con inteligencia, celo y, sobre todo, con una lealtad inquebrantable.

En su libro *Trujillo: personalidad hereditaria,* el doctor Santiago Castro Ventura sostiene que los "servicios especiales" cometieron atropellos de toda índole, que de manera "exitosa" realizó el gendarme colonial, Trujillo Monagas, llegando a merecer como premio, la jefatura de La Habana.

Mientras, en su libro "*Trujillo, causas de una tiranía sin ejemplo*", el Profesor Juan Bosch nos dice: "Como su abuelo, José Trujillo Monagas, Rafael Leonidas era meticuloso, atendía a sus deberes, tenía vocación de policía, y la guardia era una fuerza policial; como su abuela, doña Silveria Valdez, era activo, enérgico, ambicioso y tenía sentido comercial deformado por el medio social, quería ser importante a toda costa. Es decir, que Trujillo Molina lleva en genes la condición biológica hereditaria del temperamento del abuelo y de la abuela". Es preciso acordar que su abuela era su madrina y con ella socializó en su infancia; no solamente asimilando el carácter que es aprendido socialmente y que son formas de reaccionar a los estímulos, sino que vio y escuchó su estilo de vida políticosocial, mercantil de la abuela que más adelante explicaremos sobre la identidad social y el carácter de Trujillo Molina, quien producto de este legado heredo familiar. Adquirió, las características hereditarias y psicosociales que venían de las abuelas maternas. Erciná Chevalier, descrita por los cronistas como una "mujer de gran encanto y cultura", fue quien enseñó a leer a su nieto Rafael Leonidas Trujillo. También de esta familia Chevalier adquirió los vínculos y apegos, la solidaridad y el desarrollo de las oportunidades que vinieron de sus tíos, los medios hermanos de su madre Julia Molina, Teódulo y Plinio Chevalier, dos personas que influyeron en la formación del carácter y en la vida del sobrino, según escribe Germán E. Ornes en la página 44 de su libro *Trujillo, pequeño César del Caribe.*

Todo esto ocurre, desde el punto de vista psicosocial, como producto del legado de una familia aglutinada y extensa que vivía en casa de la abuela materna, Erciná Chevalier, y el apoyo psicosocial, económico y de influencia por parte de su abuela madrina Silveria Valdez. El lector se estará preguntando por qué no fueron el padre de Trujillo, José Trujillo Valdez, o su madre, Julia Molina, quienes tuvieron la participación o el rol de ejercer el factor biopsicosocial, carácter, temperamento, estilo de vida y participación social. Pienso, a modo de reflexión, que don Pepe Trujillo Valdez, el padre de Trujillo, primer hijo de doña Silveria, se crió sin el padre, y que su madre tuvo que desempeñar el doble rol de "má, pá". Ella sustituyó la figura del padre y ejerció poco control durante su desarrollo. No sucedió así con su nieto preferido a quien estimuló, ayudó y le impuso trabajos desde niño, le cuidaba celosamente. Una muestra de eso es que en septiembre de 1897, a los cinco años de edad Trujillo fue afectado por un ataque mortal de difteria o "crup", del que sobrevivió "milagrosamente" y que faltándole apenas un mes y días para cumplir seis años, el padre se encontraba escondido, en su vida delictiva, y que además, estuvo preso desde octubre de 1898 por homicidio. Se cuenta que frente a esa crisis de muerte en su infancia, Trujillo tuvo una respuesta simbólica de sanación. Su abuela, madre decía que "Rafaelito está vivo para algo grande", "Este niño se lo quitaron de los brazos a la muerte", "Tú naciste ese día", "Dios lo quiso así porque tiene una misión", refiere Lipe Collado en su libro *"Anécdotas y crueldades de Trujillo"*.

Lo que quiero significar es que existían vínculos, afectos, apego y solidaridad en esa familia disfuncional y de condición morbosa a la psicopatología, producto de su legado biopsicosocial. Hay que recordar que el temperamento es hereditario, mientras el carácter es aprendido de un estilo de vida y unas características que cada familia transmite a sus generaciones. Por otra parte está el modelo psicosocial y cultural de la época en que vivió esa familia. Más adelante se podrá observar cómo todas estas condicionantes se convierten en las circunstancias que favorecieron al desarrollo de esa personalidad tan compleja de Rafael Leónidas Trujillo Molina.

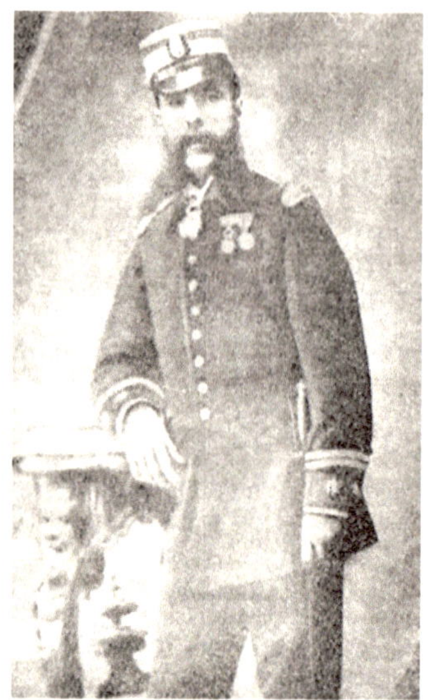

José Trujillo Monagas

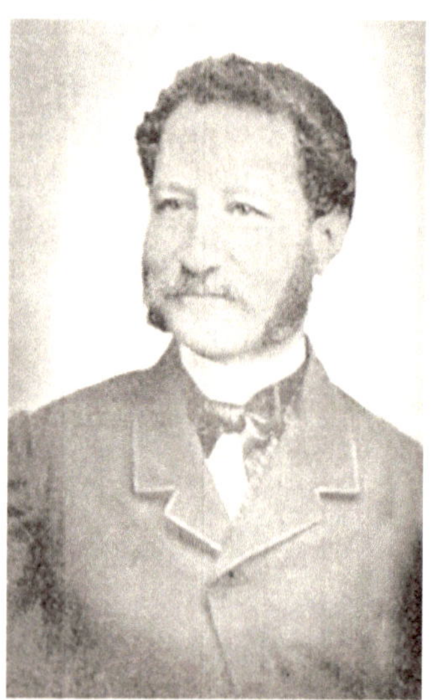

Buenaventura Báez

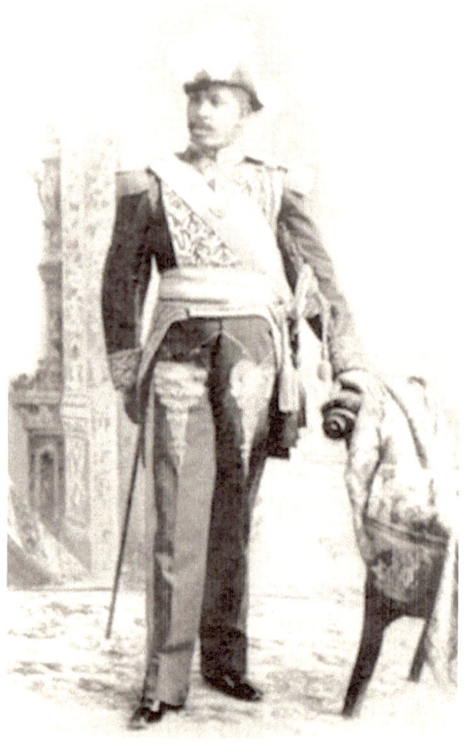

Ulises Heureaux

El legado político-social de los padres de Rafael Trujillo Molina estuvo marcado por estas generaciones, que sirvieron como parte de la identidad político-social del propio Rafael Trujillo Molina.

Capítulo IV

VÍNCULOS Y RIVALIDADES DE LOS TRUJILLO MOLINA

Los vínculos y el apego, la socialización, el vencer de manera sana la rivalidad, los celos y la lucha por espacio que se dan de forma normal en cualquier familia va a depender del tipo de familia que se trate, de cómo ésta se relaciona en su nivel personal y de cómo los padres responden a las demanda de los hijos. Ya que ellos son una especie de árbitros en la familia, tienen que saber dirigirla de manera neutral y afectiva, sin hijos predilectos ni favoritos; sin el hijo de mamá o de papá, sin el favorito del abuelo o de la abuela, ya que esto produce celos, rivalidades y conflictos en la relación fraternal, o sea, entre los hermanos.

Cuentan las crónicas, las anécdotas e investigaciones, de las luchas, desavenencias, tirantez, enemistades, conflictos y hasta amenazas y mandar de matar por parte de Trujillo a sus propios hermanos. Muchos creen, incluso, que esos conflictos se dieron mientras disfrutaban del poder político, durante la dictadura. Los trabajadores de la conducta sabemos que las luchas generacionales, las rivalidades y los celos entre hermanos ocurren en las etapas pre-escolares, en la preadolescencia y adolescencia; durante la socialización y el desarrollo de la dinámica familiar.

Los hermanos de Trujillo fueron 11 por todos: como ya se ha dicho, siete varones y cuatro hembras, del matrimonio de José Valdez y Julia Molina. Había un hermano natural, hijo de José Valdez, fuera del matrimonio. Ese hijo no socializó con los Trujillo Molina, debido a que cuando nació ya sus hermanos eran adolescentes.

La hermana mayor era Flérida Marina, Virgilio Rafael, el segundo, Rafael Leonidas, el tercero; la cuarta, hembra, Rosa María Julieta; José Arismendy (alias Petán), el quinto; Amable Romeo, sexto; Aníbal Julio, séptimo; Nieve Luisa, octava; Pedro Vitilio, el noveno; Ofelia Japonesa, décima; y por último, el benjamín de la casa: Héctor Bienvenido.

Ya hemos dicho que el tipo de familia de los Trujillo Molina era una familia aglutinada y extensa, de característica disfuncional por la dinámica de sus padres. El padre de los Trujillo, don José Trujillo Valdez, era un padre permisivo e indiferente. La madre era afectiva, permisiva, sumisa, poco comunicativa y dominada. Además, ambos fueron anulados por las abuelas en su rol de padres.

Los padres permisivos muestran muchos afectos y ejercen poco control sobre sus hijos, poniendo pocas o nulas restricciones a la conducta de sus hijos; no hay límites ni fiscalizaciones, no hay disciplina positiva y menos controles eficaces sobre los hijos.

Los padres indiferentes no fijan límites ni manifiestan intereses en su rol de padres. Ejercen poco control sobre los hijos y les muestran poco afecto. El *permisivo* ejerce poco control y mucha calidez. El *indiferente*, poco control y poca calidez. Estos padres sufren estrés personal, y son negligentes con sus hijos, llevándolos a ser impulsivos, destructivos y de una conducta delictiva.

Rafael Leonidas Trujillo era el tercero de los once hermanos. Aunque en estudios psicológicos recientes se habla de la poca importancia que representa el lugar que se ocupe en orden de nacimiento de los hijos, otros estudios indican cómo los primeros suelen ser los más consentidos y mimados. La mayor de los Trujillo Molina fue Flérida Marina. Pienso que en nuestra cultura patrifocal, machista y de relación y educación genérica desigual no causaba expectativas que el primer lugar lo ocupara una hembra. Además era una familia matrifocal, pero de abuelas de carácter fuerte, dominantes en su rol de poder y sustentantes del machismo. Más adelante veremos que las hermanas de Trujillo no socializaron, ni tuvieron incidencia, ni vida pública determinante en los 31 años de dictadura, debido a varios motivos: la mujer de esa época era relegada a las labores domésticas, y más, si era de origen rural, de limitada escolaridad y un rol asignado a la sumisión y a la tolerancia.

Los conflictos se daban más entre los varones. A Virgilio, que tuvo más escolaridad, era el segundo, hasta le llamaban el intelectual de la familia. Durante la dictadura no tuvo el carácter de Rafael Leonidas, que era el tercero, y además, el ahijado de su distinguida y caracterológica abuela Silveria Valdez y el consentido de su otra abuela, Erciná Chevalier, quien lo alfabetizó y lo consintió. Los vínculos y el apego se fortalecieron cuando el niño Rafael Leonidas se vio amenazado de muerte a la edad de cinco años. Toda esta influencia podría no ser cierta, dirán algunos, pero los que trabajamos con familias, con hijos y conductas sabemos los resultados que produce la actitud de los padres frente al hijo enfermo, que muchas veces es vista con celos y rivalidades por los demás hermanos. Los conflictos y rivalidades entre Rafael Leonidas Trujillo y sus hermanos, José Arismendy (Petán) con Romeo (Pipí) y Aníbal se originaron desde la adolescencia y en plena dinámica familiar, y volvieron a presentarse durante los 31 años de la dictadura. El Dr. Balaguer dice: "Virgilio, el más apto de todos y el que poseyó mayor cultura, incurrió en el error de querer ejercer sobre Trujillo cierta tutela como hermano mayor. Por eso vivieron casi siempre distanciados y por eso las relaciones entre ambos fueron raras veces cordiales".

Sobre la relación con los demás hermanos, continúa diciendo el Dr. Balaguer en las *Memorias de un Cortesano de la Era de Trujillo* que "Los demás hermanos, Romeo, Pedro, Aníbal y Héctor carecieron totalmente de luz propia; Romeo, alias Pipí, causó con frecuencia a su hermano una serie de disgustos por los líos en que se vio envuelto y por los abusos de que hizo víctima a pacíficos ciudadanos". Aníbal, el séptimo de los hermanos, enfermo de esquizofrenia, terminó suicidándose; recogen las crónicas que Trujillo no asistió al entierro, por los conflictos anteriores o quizás por el desprecio hacia el estigma de su hermano "loco". Con respecto a Pedro V. Trujillo, cuenta el Dr. Balaguer que el "más inofensivo del clan era el noveno, careció de toda relevancia y si por algo se distinguió fue por su falta de agallas para las actividades lucrativas y por la opacidad de su carácter". Con José Arismendy, alias Petán, el quinto hermano, con el que más rivalizó en su infancia, siguieron las luchas durante la dictadura, ya que éste, dice Balaguer, "Fue un hombre de tanta personalidad y de tanto brío para el quehacer público como el propio Trujillo". Tenía parecido el carácter y la conducta. Ambos tenían desde su adolescencia conductas delincuenciales, amantes del dinero, poder y mujeres; por eso fueron los de mayor rivalidad, además era una lucha entre el tercero y el quinto de los hermanos.

La relación de los más pequeños, Pedro V. Trujillo y Héctor Trujillo, con su hermano Rafael Leonidas no fue de tirantez, pues el proceso de socialización y la lucha por los intereses y rivalidades no se produjeron, ya que estos últimos aceptaban su condición de hermano mayor. Es de ahí que, durante la dictadura, según consigna Balaguer sobre Héctor, "Trujillo lo prefirió entre todos sus hermanos, porque fue el único que jamás le creó problemas, ni se rebeló contra la férrea disciplina a que quiso someter a su familia". Negro Trujillo, como le decían al benjamín de los hermanos, era dócil, humilde y discreto. Aceptaba los reproches de su hermano mayor Rafael Leonidas Trujillo.

De las hermanas refiere el Dr. Balague: "Nieve Luisa era la oveja negra, físicamente, la más atractiva de todas". La "Trujillito de la familia" era Nieve Luisa. El Chino Ferreras apuntó sobre ella: Ejerció durante decenios el oficio más viejo que conoce la humanidad: "La prostitución", y en base a ella logró que los invasores norteamericanos (1916-1924) tomaran en cuenta a su hermano querido. Hay que recordar que Nieve Luisa fue la octava de todos los 11 hermanos y tercera de las cuatro hembras, coincidencia en que los dos terceros sean los más independientes y de conductas más sobresalientes. Agregaba el Chino Ferreras que "Trujillo se enganchó a la guardia gracias a las nalgas de Nieve Luisa".

Como pueden observar, el vínculo y el apego entre los hermanos va a depender de la distribución del poder, el estilo de comunicación y de las relaciones afectivas entre los padres y los hijos.

La ausencia del padre priva a los hijos de una figura de identificación y a las hijas de la oportunidad de alternar durante largo tiempo con un miembro del sexo opuesto. Un padre dominador, agresivo y explotador; quizás, al interactuar con sus hijos llegue a inhibir el potencial de estos para desarrollar una autoestima, que incluya confianza en sí mismo y capacidad de afirmarse. Un padre excesivamente pasivo tal vez no logre proporcionar a sus hijos el foco admirado y amado que es necesario para alcanzar una identidad madura; es decir, que el ambiente en el que vive un individuo es mucho más que un mundo físico; la forma cómo se establezcan los vínculos y cómo se superen los conflictos proporcionarán una familia de estructura sana. Una familia sana es aquélla que facilita que sus miembros funcionan en lo biológico, lo psicológico y lo social, es decir, que sus miembros funcionan con otras familias donde cada hijo crece con sus individualidades de forma armónica, permitiéndole desarrollarse, y aceptar las diferencias y tolerar las individualidades.

Los hermanos Trujillo tenían pobres vínculos, pobre sentido del apego, de la afectividad y de las emociones sanas; no existía entre ellos disciplina positiva, ni conducta prosocial, todo esto debido al modelo no sano en la dinámica de los padres. Cada quien fue desarrollando su propia conducta disocial y perversa, pero como toda familia aglutinada y extensa eran solidarios y a la vez rivales, distantes y la vez cercano; de afecto y sentimientos difusos, lo que favoreció el desarrollo de una patología familiar disfuncional, con hijos desadaptados y de alto riesgo social, como lo fueron Rafael Leonidas Trujillo Molina y los demás hermanos.

Parte de los hermanos de Trujillo Molina, sus vínculos y su rivalidad

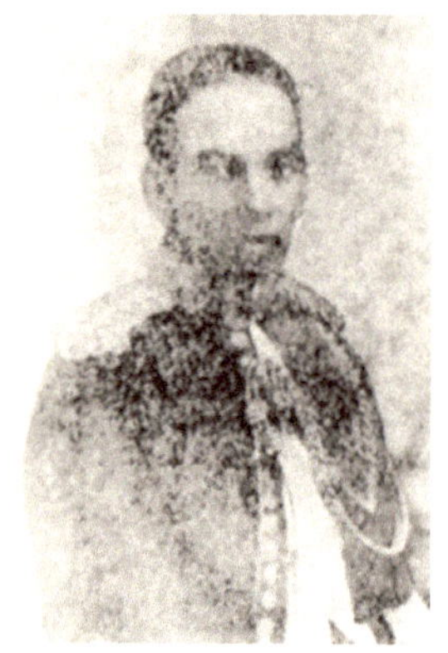

Héctor Trujillo

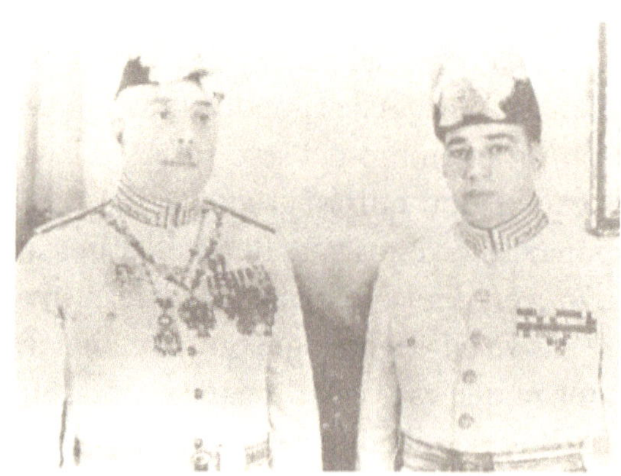

Trujillo y Héctor los dos hermanos preferidos

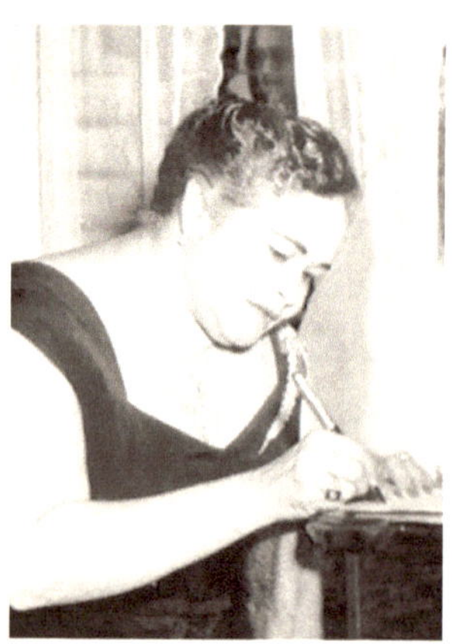

Japonesa Trujillo de Ruiz

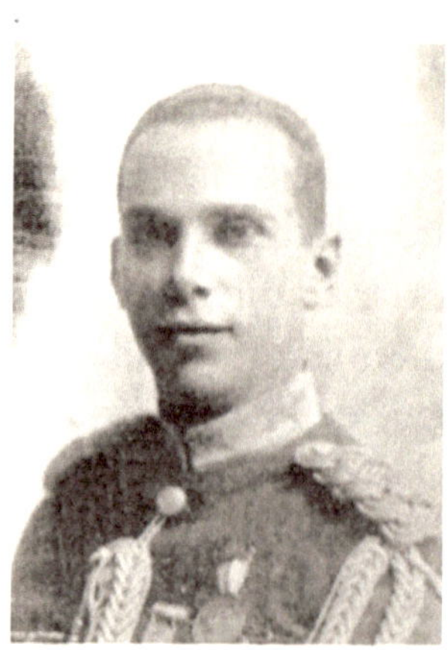

Aníbal Trujillo

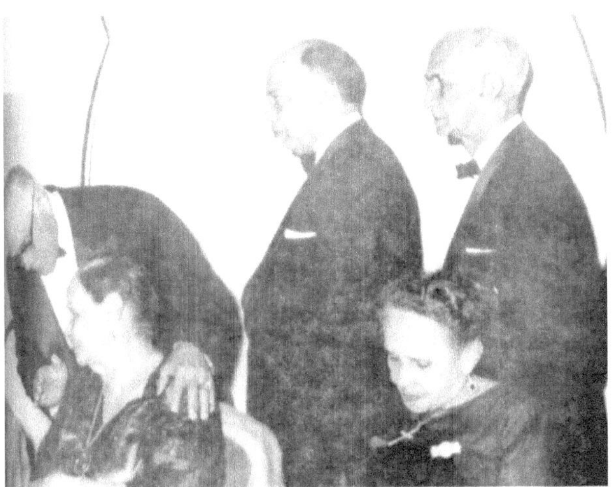

Doña Julia, Rafael Leonidas, Héctor y Virgilio Trujillo

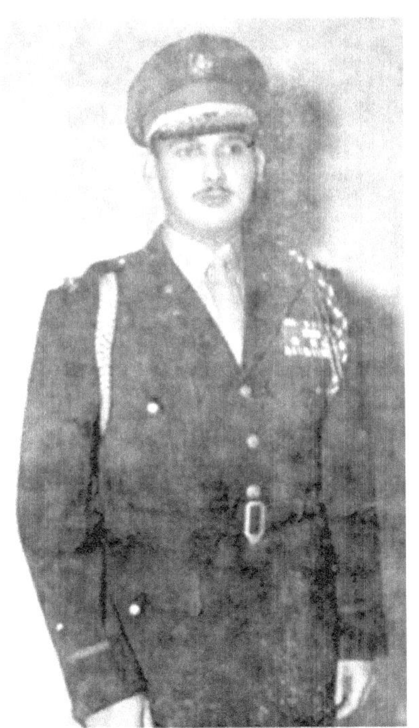

Dr. Luis Rafael Trujillo Molina

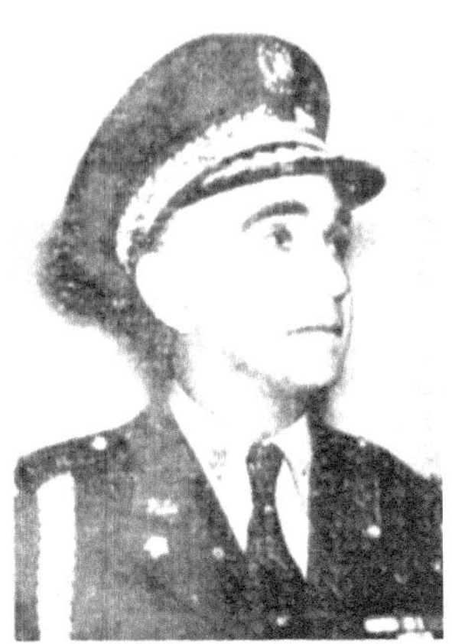

J. Arismendy Trujillo (Petán)

Capítulo V

Conducta psicosocial de los hermanos Trujillo

Como se ha podido observar al leer los capítulos anteriores, los hijos son el resultado del aprendizaje social de sus familias y de la sociedad donde viven. Debido a que regularmente el primer contacto de los individuos se produce con sus padres, el segundo nivel de contacto es con los hermanos, abuelos, tíos, primos y el tercer nivel se produce en la escuela y en las demás estructuras sociales. Si la familia es disfuncional y de alto riesgo, debido a la pobre fiscalización para con los hijos, se producirán hijos desajustados socialmente; eso fue lo que pasó con los hermanos Trujillo.

Otras condiciones que favorecieron las alteraciones conductuales de estos hermanos fueron la falta de comunicación de los padres, el desacuerdo en el tipo de crianza, de conducta y de disciplina para con sus hijos. Añádase a todo eso que el padre de los Trujillo Molina era un modelo permisivo, tolerante e indiferente a la fiscalización; y que la madre, Julia Molina, no ejercía control ni influencia de liderazgo, ni autoridad con sus hijos, produciéndose en éstos conductas de manipulación, indisciplina y alteración, tanto en las relaciones parentales, como en las fraternales.

Al enjuiciar la conducta de don Pepe Trujillo, el licenciado Ángel Morales dice: "El padre de Rafael Leonidas Trujillo "ha vivido siempre de negocios ilícitos, negociando con cosas ajenas (vacas, caballos, mulos, tierras, maderas, casas, etc.)". En tanto que en su libro *Los Responsables, Fracaso de la Tercera República*, Víctor Manuel Medina Bennet afirma: "Pepito era harto conocido en la región de Baní, así como en el Cibao por sus actividades cuatreras". Además de estar siempre en conductas riesgosas, este señor era un padre irresponsable, disfuncional, de modelo de referencia social y conductual no sana.

Los hijos de don Pepe y la victimizada doña Julia Molina tendrían alteraciones psicológicas y conductuales a edad temprana. Desarrollaron conductas de riesgo; viendo el riesgo como la probabilidad de recibir un daño en lo físico, en lo emocional, en lo conductual y en lo social.

En sus célebres *Misivas a Sumner Welles*, Ángel Morales refería: "Trujillo y sus hermanos anduvieron hasta la edad de doce años por las calles y caminos de San Cristóbal, ejerciendo todas clases de malicias y pillerías que desesperaban a la población, la cual los tenía bautizados con motes tales como "La pandilla de Pepito", referente a Pepe Valdez, el padre de los "muchachos". Uno de los factores protectores en la vida infanto-adolescente lo constituye la escuela y todos abandonaron la escuela a temprana edad, ya sea por la falta de recursos económicos frente a un padre irresponsable y negligente para fiscalizar que se cumpliera con la escuela, o porque en sí, era una familia de riesgo social y conductual.

Entre los varones fue Virgilio, el mayor, el que alcanzó el más alto grado escolar; era el más preparado intelectualmente de la familia. Sin embargo, durante las revoluciones de 1912 al 14 fue señalado como pillo, abusador y perverso, debido a lo cual el General Vásquez le impidió el acceso a los campamentos, pese a la simpatía de la familia por el horacismo.

José Arismendy Trujillo, alias Petán, fue varias veces detenido por cuatrero e innumerables pillerías. El periódico "*La Información*", de Santiago, el 29 de junio 1923 reseñaba: "Ayer fue traído de Puerto Plata, con esposas el célebre timador Petán Trujillo, quien tiene como veinte procesos pendientes con la justicia", según Castro Ventura (*ob. cit.*, pág. 50-53).

Aníbal Trujillo también fue acusado de robo de reses y de tomar dinero prestado y no pagarlo. Terminó siendo el de mayor vulnerabilidad biológica: sufrió esquizofrenia, una locura que lo llevó al suicidio. Sus hermanos fueron al entierro, menos Rafael Leonidas Trujillo. No se sabe si por las diferencias que habían tenido o por la vergüenza para Trujillo de tener un hermano loco.

Romeo, alias Pipí, se dedicaba a los negocios poco limpios, aunque el eminente psiquiatra Antonio Zaglul refirió que el malévolo Pipí le manifestó que en Puerto Rico había recibido efectivo tratamiento con electrochoques y con su diagnóstico de esquizofrenia, ya serían dos los enfermos mentales en la familia. Amable Romeo, fue el sexto de los hermanos, y Aníbal Julio, el séptimo. Pedro Vitilio y Héctor Bienvenido, los dos más pequeños, fueron descritos como los dos más blanditos de la familia, de poco carácter y los más sumisos.

De las hembras, Nieves Luisa era la "Trujillito" de la familia, fue la de conducta más desajustada, recuerden que el Chino Ferreras apuntó sobre ella, "Ejerció durante decenios el oficio más viejo que se conoce en la humanidad: la prostitución. Le gustaban los tragos y la vida alegre, siempre fue la más indisciplinada de todos, era la tercera de las cuatro hermanas". Al igual que Rafael Leonidas Trujillo, que era el tercero de los hermanos y también fue el más independiente, aunque al decir del Dr. Balaguer y de otros biógrafos, era el menos desordenado de los hermanos Trujillo Molina. Las demás hermanas, Flérida Marina, la mayor de los 11 hermanos; Rosa María Julieta, la cuarta; y Ofelia Japonesa la décima, fueron descritas como ejemplos y honestidad en esa familia.

Así fue, trasmitido de generación en generación un legado familiar con vulnerabilidad biológica y psicosocial, con una disfunción que empezó con los abuelos, continuó con los padres de Trujillo, luego con la familia que desarrollaron Trujillo Molina y María Martínez, continuó con los hijos de ambos. Como se podrá observar, se trataba de una disfunción familiar generacional, sostenida y mantenida por años. Por un lado es notorio que el pobre vínculo y la indiferencia con respecto a su familia por parte de Pepe Trujillo, preso por homicidio durante ocho meses y su posterior viaje a Cuba por cuatro años; más otras ausencias frecuentes y su modelo permisivo e indiferente, junto a doña Julia Molina, la esposa y madre anulada por la presencia de las activas abuelas Silveria Valdez y Erciná Chevalier, profundizó la falta de límites, fiscalización y autoridad de los padres frente a los hijos. Además producía en los hijos mayor desajuste en la conducta y en la cohesión familiar y social.

Cabe mencionar, asimismo, que la familia Trujillo Molina vivía con muchos factores de riesgo y pocos factores protectores, como son: el abandono escolar, la conducta delictiva, la pobreza rural, el hacinamiento familiar y las condiciones socioculturales y económicas propias de un país pobre y limitado como era el nuestro para esa época. Las familias adquieren su identidad y aprenden los patrones de crianza del período histórico que les toca vivir, de las normas culturales que los moldean y de las etapas de desarrollo de sus miembros. La función de la familia se modifica para entender los cambios de las necesidades sociales y los de la propia familia. Sólo aquellas familias con alta resiliencia pueden salir adelante. La resiliencia consiste en la capacidad que se tiene para vivir con el riesgo, dentro del riesgo, pero sin convertirse en parte del riesgo, capacidad que jamás tuvo la familia Trujillo Molina.

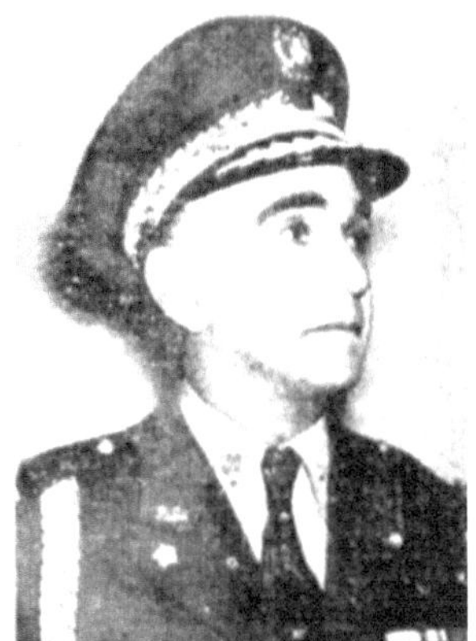

J. Arismendy Trujillo (Petán)

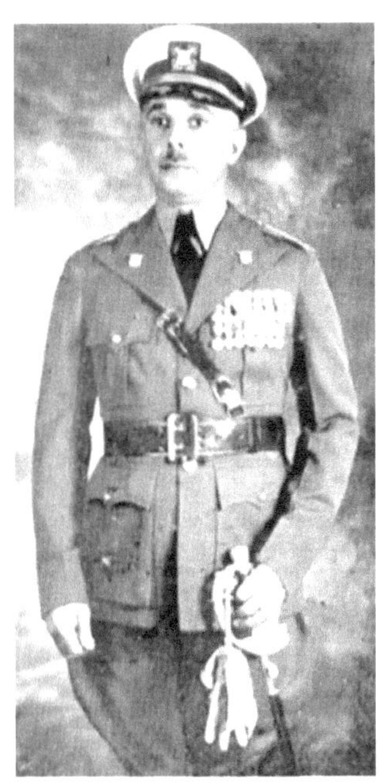

Rafael Leonidas Trujillo

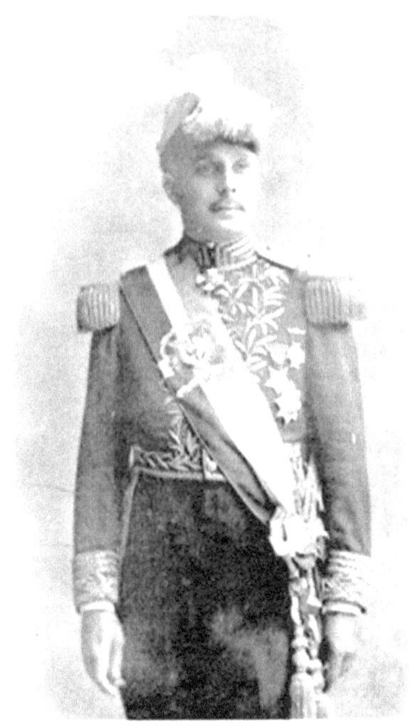

Rafael Leonidas Trujillo
imitando a Ulises Heureaux (Lilís)

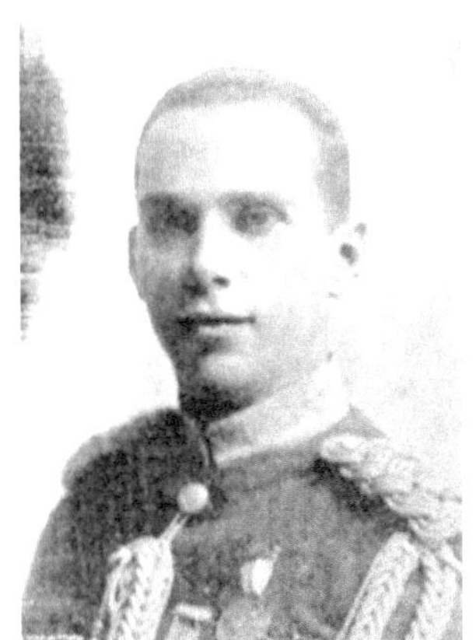

Aníbal Trujillo

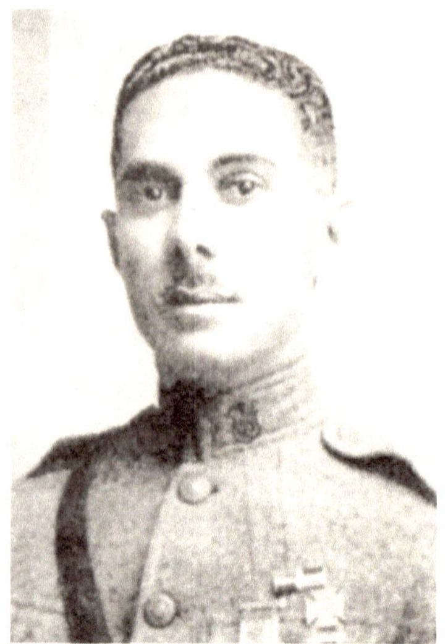

Rafael Leonidas Trujillo
con 21 años, ascendido por
Horacio Vásquez a
Teniente de la Guardia

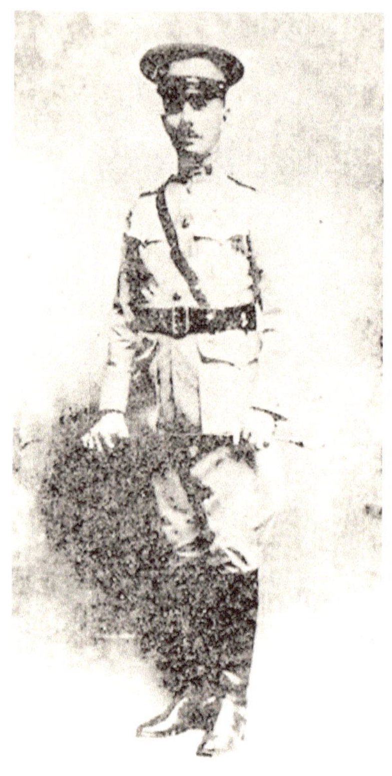

Rafael Leonidas Trujillo
Capitán de la Guardia

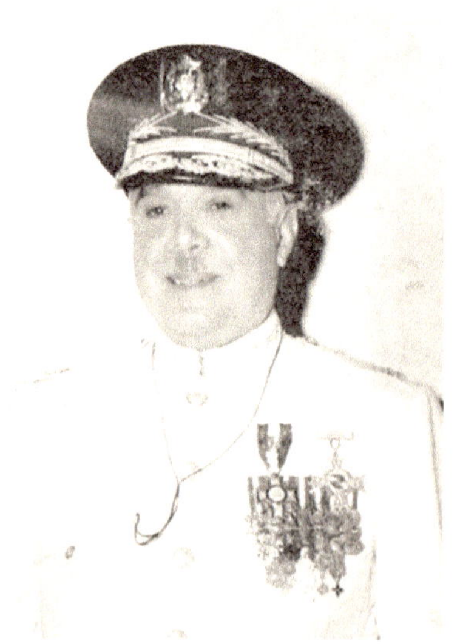

Rafael Leonidas Trujillo

GENOGRAMA

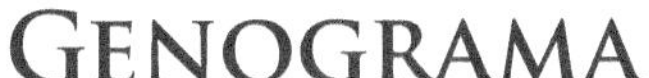

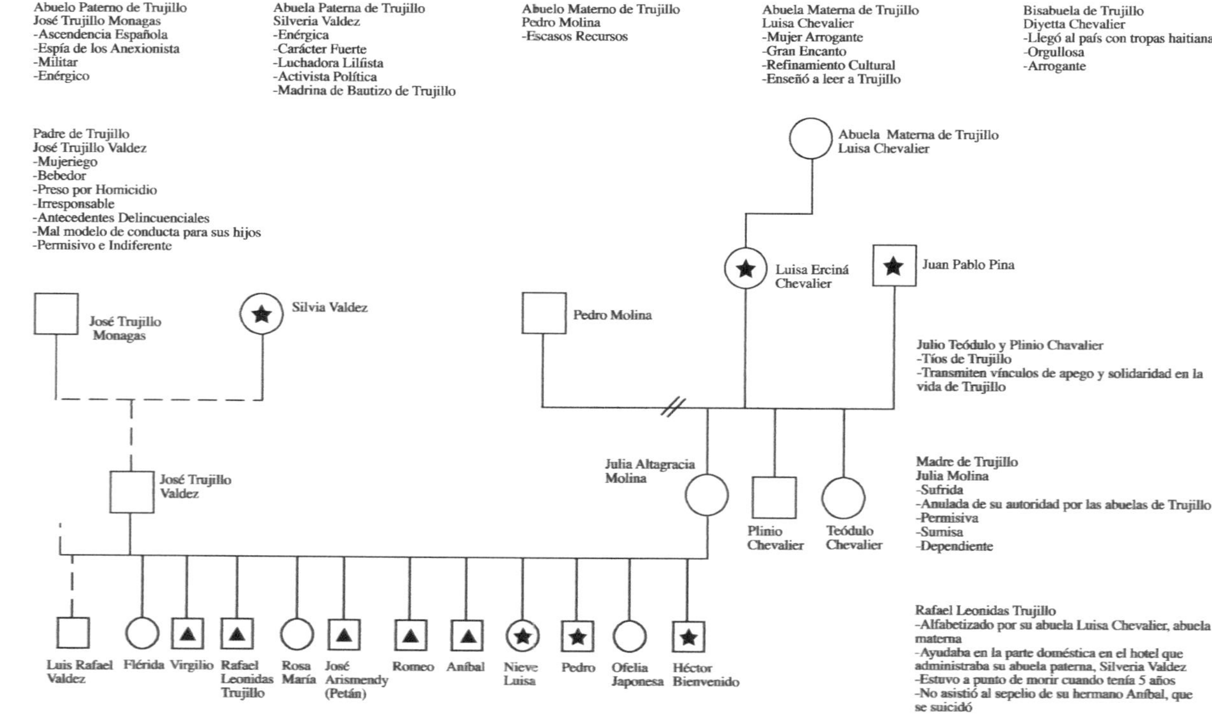

Abuelo Paterno de Trujillo
José Trujillo Monagas
-Ascendencia Española
-Espía de los Anexionista
-Militar
-Enérgico

Abuela Paterna de Trujillo
Silveria Valdez
-Enérgica
-Carácter Fuerte
-Luchadora Lilísta
-Activista Política
-Madrina de Bautizo de Trujillo

Abuelo Materno de Trujillo
Pedro Molina
-Escasos Recursos

Abuela Materna de Trujillo
Luisa Chevalier
-Mujer Arrogante
-Gran Encanto
-Refinamiento Cultural
-Enseñó a leer a Trujillo

Bisabuela de Trujillo
Diyetta Chevalier
-Llegó al país con tropas haitiana
-Orgullosa
-Arrogante

Padre de Trujillo
José Trujillo Valdez
-Mujeriego
-Bebedor
-Preso por Homicidio
-Irresponsable
-Antecedentes Delincuenciales
-Mal modelo de conducta para sus hijos
-Permisivo e Indiferente

Abuela Materna de Trujillo
Luisa Chevalier

Luisa Erciná Chevalier

Juan Pablo Pina

José Trujillo Monagas

Silvia Valdez

Pedro Molina

Julio Teódulo y Plinio Chavalier
-Tíos de Trujillo
-Transmiten vínculos de apego y solidaridad en la vida de Trujillo

José Trujillo Valdez

Julia Altagracia Molina

Plinio Chevalier

Teódulo Chevalier

Madre de Trujillo
Julia Molina
-Sufrida
-Anulada de su autoridad por las abuelas de Trujillo
-Permisiva
-Sumisa
-Dependiente

Rafael Leonidas Trujillo
-Alfabetizado por su abuela Luisa Chevalier, abuela materna
-Ayudaba en la parte doméstica en el hotel que administraba su abuela paterna, Silveria Valdez
-Estuvo a punto de morir cuando tenía 5 años
-No asistió al sepelio de su hermano Aníbal, que se suicidó

Luis Rafael Valdez
Flérida
Virgilio
Rafael Leonidas Trujillo
Rosa María
José Arismendy (Petán)
Romeo
Aníbal
Nieve Luisa
Pedro
Ofelia Japonesa
Héctor Bienvenido

Trujillo visto por un psiquiatra

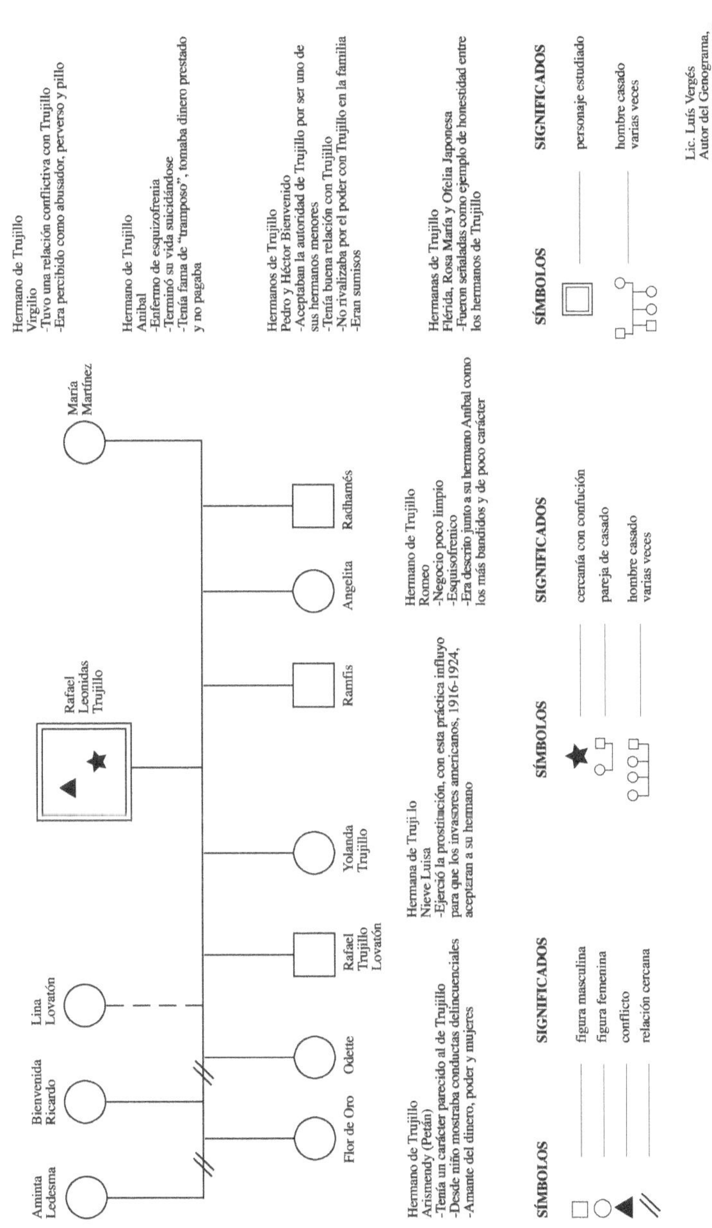

Interpretación del genograma

La configuración del genograma de la familia de Trujillo presenta algunos factores de riesgo desde el punto de vista de la estructura y jerarquía familiar que tienden a correlacionar alto con algunos de los siguientes trastornos de personalidad:

- Trastorno antisocial de personalidad.
- Trastorno narcisista de la personalidad.

En el caso de ambos trastornos y otras posibles condiciones patológicas correlacionadas con la familia de Trujillo, quiero resaltar los aspectos más llamativos:

- Un padre descalificado como modelo de comportamiento por sus acciones delictivas y por la posición periférica que ocupaba, renegando a su rol de autoridad en un hogar donde esta condición la tenían las abuelas.
- Cuando hay renuncia a la autoridad parental el subsistema de los hermanos se vuelve más poderoso y tiende a caracterizarse por luchas de poder, sobre todo entre los hermanos mayores. Esto fue confirmado por los datos que hablan sobre la relación conflictiva que mantuvo Trujillo con sus hermanos mayores.
- La condición de sumisión de la madre de Trujillo y su delegación de autoridad en las abuelas de Trujillo pudo estar acompañada de desacuerdos no expresados con su madre, lo que pudo traer una comunicación confusa con sus hijos, típica de los hogares con miembros esquizofrénicos. En la familia de Trujillo, dos de sus hermanos tenían este diagnóstico.

- Un acontecimiento crítico en la vida de Trujillo, como fue la enfermedad que estuvo a punto de llevarlo a la muerte a la edad de 5 años, marcó un reordenamiento en algunas pautas familiares, hasta el punto que recibió, a partir de ahí, atenciones especiales por parte de sus dos abuelas.

- Una familia con un orden jerárquico tan confuso como la de Trujillo, hace difícil el logro de un sentimiento de identidad personal. Trujillo vivió sin conocerse y con una juventud en la que gran parte de sus energías las empleó tratando de acceder a un sector de clase que le hiciera olvidar parte del desorden que vivió en los primeros años de su vida, etapa que, a juicio de muchos psicólogos, es determinante en el desarrollo posterior.

- Algunas interpretaciones relacionadas con el orden de nacimiento en la familia y otros aspectos estructurales:

- Los hijos mayores sienten que son especiales y llegan hasta a creer que tienen una función heroica en la familia. Los más jóvenes tienden a ser más infantiles y despreocupados.

- Mientras menor es la diferencia de edad entre los hermanos, es más probable que hayan compartido experiencias comunes. Si estas experiencias son desagradables, es muy probable que se rechacen. Si las experiencias son agradables, es más probable que se acepten.

- Cuando el niño nace o vive momentos muy críticos en la familia, es muy probable que genere expectativas muy especiales que lo eleven jerárquicamente sobre los demás hermanos.

- El programa especial que tienen ciertas familias sobre algunos de sus miembros atraen expectativas especiales y mejores resultados en comparación con los demás miembros.

- El patrón de conducta antisocial se confirmó en varias generaciones dentro del organigrama de la familia de Trujillo.

Estas pautas fueron reiterativas en el funcionamiento, la estructura y las relaciones.

- Las pautas vinculares también; es decir, la proximidad, distancia, conflicto, etc., pueden repetirse de generación en generación. Esto también quedó confirmado en el genograma de la familia Trujillo.

Lic. Luis Vergés
Psicólogo Clínico
Maestría en Terapia Familiar

Capítulo VI

TRUJILLO: SU DESARROLLO INFANTO-ADOLESCENTE

El primer contacto de un niño es la familia, la cual es la encargada de satisfacer las necesidades básicas para su desarrollo: alimentación, afecto, cuidado, educación. Además, la familia debe favorecer el desarrollo sano, la socialización con grupos de amigos, ya sea en la escuela o en el medio ambiente donde ésta viva. Para que un niño logre el desarrollo psicoemocional y sexual sano, necesita la presencia de padres sanos que sean capaces de cuidarlo, orientarlo y darle seguimiento permanente a sus conductas,

El niño Rafael Leonidas Trujillo Molina, ocupa el tercer lugar de los once hermanos. Nació un lunes, 24 de octubre de 1891 en el seno de una familia tradicional, rural, tipo aglutinada y extensa. Aunque la familia Trujillo Molina se desarrolla en una comunidad rural, con padres de limitados recursos, tenía ciertas características que la distinguía de sus compueblanos de la época. Rafael Leonidas Trujillo inicia la escuela a los 6 años cuando fue inscrito en la escuela de Juan Hilario Meriño, que funcionaba en la propia vivienda del educador. También recibía clases particulares con su abuela materna, quien lo alfabetizó. Luisa Erciná Chevalier, quien enviudó en 1869, pero en 1882 volvió a contraer nupcias con Juan Pablo Pina, quien poseía una sólida formación académica, por lo que era uno de los hombres más importantes de San Cristóbal. Hay que destacar que, aún en nuestros días no todos los niños preescolares o del nivel inicial van a los seis años a la escuela en las comunidades rurales. O sea, el niño Rafael Leonidas disfrutó de la enseñanza que le impartía su abuela materna, que a su vez era hija de Diyetta Chevalier. Ella se preocupó porque su nieto no fuera otro de los tantos analfabetos que habían en la comunidad de San Cristóbal.

Durante su infancia, Rafael Leonidas tuvo varias etapas de indiferencia con la figura paterna debido esto a las conductas y fechorías propias de los negocios ilícitos que hacía José Trujillo Valdez, que lo llevaban a esconderse o tener que separarse de la familia por semanas. Además, teniendo Rafael Trujillo siete años, el padre estuvo ocho meses preso debido a que fue acusado de homicidio voluntario, y en otra ocasión viajó a Cuba por dos o tres años quedando la familia en la tutoría de la afectiva madre Julia Molina, quien tenía poco control con los hijos.

Hay que recordar también que eran once hijos en una familia aglutinada y extensa de pocos controles, sin límites y sin reglas claras, lo que favorece la indisciplina de los niños y preadolescentes, y Rafael Trujillo Molina no era la excepción de ese ambiente familiar disfuncional.

Sin embargo, hay que recordar que pese a esa pobre educación doméstica, Trujillo fue bautizado en la Parroquia de San Cristóbal. "En esta Parroquia de San Cristóbal, el 11 de diciembre del 1894; yo, el infrascrito cura interino de ella, bauticé solemnemente a Rafael, que nació el día 24 de octubre del año 1891, hijo legítimo de José Trujillo Valdez y Altagracia Julia Molina, vecino de este pueblo; fueron sus padrinos; el presbítero Marcelino Borbón y Silveria Valdez. A quienes advertí el parentesco espiritual y obligaciones. Doy fe. M. B. y Peralta.

Además, recuérdese que se ha señalado que Trujillo sirvió como monaguillo. Se dice que en ese lapso fue que se le puso el sobrenombre de "Chapita" y entre las diversas versiones se destaca que procedió a hurtar una medalla propiedad del presbítero Marcelino Borbón y Peralta. Otros dicen que le gustaba coleccionar medallas, de ahí el mote de "Chapita". El hecho de que Trujillo fuera monaguillo habla de la tradición católica o el interés de la familia por la vida cristiana. Aunque esos no eran los valores que se vivían en el entorno familiar, es como decirles a los hijos: "Hagan lo que yo digo, pero no hagan lo que yo hago", que es la dualidad, la doble moral, el modelo inadecuado que utilizan las familias disfuncionales y de roles difusos en la crianza de los hijos, tal como consignan Lipe Collado y Santiago Castro Ventura en sus libros *Anécdotas y Crueldades de Trujillo* y *Perversidad Hereditaria*.

Así fue parte de la infancia de Rafael Leonidas Trujillo, quien al cumplir sus cinco años de edad, faltando un mes y días para cumplir los seis años, en septiembre de 1897, sufrió un mortal ataque de difteria o "crup" del que sobrevivió "milagrosamente" y porque dos reputados médicos se emplearon a fondo. Luego de un intento fallido con un suero antidiftérico que se creyó lo salvaría, se le aplicó a último momento "antitoxina diftérica" llegada a Santo Domingo por primera vez, apenas días antes. Sobrevivió a duras penas. Hay que imaginarse un padre, una familia o una abuela con un hijo enfermo en una comunidad rural y tener que venir a caballo a la capital, al mismo muelle donde estaba el barco que trajo la antitoxina y movilizar a dos médicos hasta el pueblo a caballo a aplicar la medicina, tenía que ser una familia con alguna incidencia social en la región o en el pueblo, a sabiendas que no era de primera, pero tenía incidencia.

Rafael Leonidas Trujillo había nacido en el seno de una familia por encima de la masa común del país. Esto podría corroborarlo, entre otros indicios, el hecho de que en Santo Domingo el Listín Diario publicara en septiembre de 1897 dos noticias sobre la enfermedad y la curación del niño Rafael Leonidas. Frente a esta gravedad del niño Rafael Leonidas y de su escape de la muerte, su abuela-madrina y consentidora Silveria Valdez llegó a decir que su predilecto "Está vivo para algo grande", que "Tú naciste para algo grande", que "Este niño se lo quitaron de los brazos a la muerte" o que "Tu naciste ese día" y que "Dios lo quiso así porque te tiene una misión". Esta es una respuesta simbólica que la gente del pueblo da a una enfermedad cuando no sabe el compromiso biológico o vulnerabilidad que tiene de su salud, es parte de la pobre educación e ignorancia de sus males sociales, entre los que se encuentra la salud, de una gran parte de la población dominicana de entonces. Sin embargo, estas respuestas simbólicas fortalecen la esperanza de la familia y del predestinado que lo recibe como un reforzamiento de su autoestima y de su seguridad emocional frente a los demás, frente a la comunidad y frente a sus compañeros de socialización; además, hay que recordar que Rafael Leonidas fue identificado, sobre protegido y consentido por el ambiente familiar. Fue el predilecto de su abuela-madrina Silveria Valdez. Otra descripción de la infancia y preadolescencia la aporta su profesor Barinas, quien enseñó gramática e historia y otras disciplinas, que refiere Lipe Collado, lo "Describe en el aula de buen comportamiento, aunque era superado por su hermano mayor Virgilio, en cuanto a entendimiento en las clases". Más adelante se describe cómo a Virgilio se le llama el intelectual de la familia, el más culto y esas rivalidades entre hermanos, que se iniciaron en el hogar, en la escuela, en la vida socializada y que luego se extendieron en la vida adulta en plena dictadura. Ese hermano mayor que Trujillo no aceptó por varias razones; primero porque el modelo familiar y el estilo de crianza no tenia límites, normas y reglas claras para enseñar la jerarquía dentro de la familia; segundo debido a que Trujillo gozaba de la predilección de las abuelas consentidoras; y tercero porque ya en su adolescencia Rafael Leonidas tenía rasgos personales que lo diferenciaban del resto de los hermanos. Hay que recordar que el temperamento es hereditario,

el carácter socializado aprendido que se va moldeando, fortale-
ciendo o desajustando, según la crianza, valores, normas, apegos,
vínculos que se dan primero con la familia, luego con los cercanos
a esa familia, abuelos, tíos; y tercero con la escuela y las vivencias
socioculturales de la época y circunstancias en que se desarrollan
el individuo y su familia.

No es mucho lo que se conoce del infante Trujillo. Se dice
que llegó formalmente al cuarto año de primaria. El escritor nor-
te-americano Robert D. Crassweller, en las páginas 46 y 47 de
su obra *Trujillo: La Trágica Aventura del Poder Personal*, ofrece
un breve relato, ameno y verídico, sobre los primeros de su años
de la vida de Rafael Leonidas: "En el rústico aislamiento de San
Cristóbal poco había que indujera a un niño a ejercitar la mente.
Las ocupaciones de Rafael eran aquellas que se podían practicar
al aire libre.

"Cuando tenía aproximadamente siete años, se encontró por
primera vez con un pariente lejano cuya vida habría de estar es-
trechamente ligada a la suya, Virgilio Álvarez Pina, el famoso Don
Cucho Álvarez de los años venideros. Los padres de Álvarez visi-
taron a San Cristóbal varios veranos y mientras estaban allí vivían
con los Trujillo. Los dos niños (Rafael era dos años menos); solían
ir por la mañana a nadar al río Nigua y a La Toma de San Cristóbal.

"Simulaban que corrían el trayecto a caballo, llevando un palo
entre las piernas, la embelesada mirada puesta en la cabeza y las
orejas en sus falsas monturas, fijada al extremo de una vara, re-
gresaban para el almuerzo la misma cabalgadura de mentirilla, y
tornaban a las charcas después de comer, a veces iban en el carro
tirado por caballos a una laguna termal cercana, La Toma, cuyos
baños eran famosos en toda la isla". A medida que Rafael crecía,
fue desarrollando un carácter y una personalidad que había de
permanecer invariable en esencia durante toda la vida. En los paí-

ses del Caribe la madurez sexual llega temprano, más el extremo interés de Trujillo por las mujeres y su sentido de la galantería para con ellas.

Además, otros amigos de infancia fueron sus tíos Plinio y Teódulo Pina Chevalier hijos del segundo matrimonio de los Luisa Erciná abuela de Trujillo.

Ya viejo, el profesor Barinas, recordaba la niñez de Trujillo como un alumno inteligente, disciplinado y sobre todo inclinado al aseo, a vestir, a conducirse correctamente y acicalarse sin que esto significase pérdida de su aire viril y así sería hasta el último de sus días".

Según Lipe Collado en su libro *Anécdotas y Crueldades de Trujillo*, se hablaba de las travesuras en la escuela; de hablar mentiras y realizar pequeños hurtos sin ningún cuestionamiento por la dinámica familiar un tanto patogénica, el niño Rafael Leonidas abandonó la escuela antes de la adolescencia, teniendo mucho tiempo libre y cometiendo algunas conductas delincuenciales menores que formaron parte de su personalidad y de su desarrollo disocial.

La adolescencia de Trujillo

La Organización Mundial de la Salud define al grupo adolescente como la población comprendida entre los diez y 19 años, y como joven al grupo comprendido entre los 15 y los 24 años.

Es poco lo que se sabe del adolescente Rafael Leonidas Trujillo cuando tenía entre los 10 y 16 años. Los apologistas de Trujillo, Rafael Vidal Torres y Ramón Emilio Jiménez, afirman que la niñez de Trujillo fue apacible como la vida del pueblo donde nació. Sin embargo, es de esperarse que fue un adolescente un tanto complicado, por lo que explicamos en su dinámica familiar. La familia era aglutinada y extensa, con una fuerte tendencia hacia la matrifocalidad, un padre periférico, ausente y de un modelo no sano; unos hermanos de conducta delincuencial, igual que el padre cuatrero, bebedor, mujeriego y dedicado a negocios sucios según los cronistas de esa época. Es de ahí que la adolescencia de Trujillo Molina no podía ser un modelo de conducta diferente al entorno socio-familiar.

El Profesor Juan Bosch explica que Trujillo en su infancia trabajaba y ayudaba en el hotel de la abuela Silveria Valdez y le servía a la gente de primera, cosa ésta que posteriormente produjo mucho resentimiento social del joven Trujillo, ya que no aceptaba su condición de segunda y esto se explica en una carta firmada por Rafael Leonidas Trujillo, que dice: "El que suscribe, por digno órgano, solicita un puesto de oficial en la honrosa institución de la Guardia Nacional. Con perdón de la molestia, debo significarle que no poseo vicio de tomar bebidas alcohólicas ni de fumar y que no he sido sometido a tribunales ni siquiera para asunto de simple policía. En mi pueblo natal San Cristóbal a 30 kilómetros de esta ciudad, he pertenecido y pertenezco a la primera sociedad y mi edad es de 27 años, de estado casado".

Dejó la escuela en la adolescencia inicial; a sus 16 años de edad se graduó de telegrafista por recomendaciones de su tío y amigo Teódulo Pina Chevalier, lo que lo llevó a ocupar el puesto de Oficial Auxiliar de la oficina telegrafista de San Cristóbal con apenas 19 años de edad.

Hay que recordar que en su adolescencia le gustaba vestir en forma impecable y limpia; era perfecto y comparón; sus amigos le decían "Chapa", un sobrenombre del que se sentía bien y orgulloso. Para el adolescente llevar un sobrenombre es parte de una identificación social del grupo y es peor que no existiera, le gustaba bailar, enamorarse y se creía mejor que todos.

El profesor Juan Bosch cuenta que a la edad de catorce años un familiar le regaló una yegua y la bautizó con el mote de "Papeletas".

Era el mejor parecido y consentido de su familia. Sus abuelas lo tenían como su preferido. En la intimidad familiar se le llamaba indistintivamente Rafael y "Rafaelito", diminutivo éste último que prefería su abuela Erciná Chevalier en sus años anteriores a la adolescencia.

Hay que destacar que para un adolescente es parte de la identificación con el grupo el sobrenombre, incluso lo refuerza con su grupo de pares, y para ello es mejor que si no lo tuviera.

Identidad del adolescente Trujillo

Uno de los aspectos básicos en el proceso del desarrollo del adolescente es la búsqueda de su identidad, es decir, ¿quién soy?, ¿qué voy hacer? La búsqueda del "yo" surge de una permanente comparación entre mi pensamiento y lo que veo fuera, ya que, el adolescente vive en una familia, en una sociedad, en una cultura. Es de ahí que la identidad surge de diferentes posibilidades que el adolescente puede tener: los padres, los profesores, líderes políticos y con ídolos de cine o televisión, con el estilo de vida, informaciones y con los valores de la sociedad.

El adolescente Trujillo vivía en una familia de influencias políticas, su abuela paterna Silveria Valdez era luchadora y guerrerista seguidora de Lilís. Tenía en su casa el retrato "Lilí es el jefe". Cosa que copiaría décadas más tarde Trujillo Molina; además, la referencia de padre no sano como identidad, de manera que se identificó más con el perfil de la abuela; aprendió la conducta inapropiada por la familia patológica y fue desarrollando una identidad psicológicamente desajustada, incomprensible para darle una respuesta sana a su entorno disocial y a la dinámica de una madre sumisa, callada, desautorizada y anulada desde su rol, pero a la vez querida y aceptada en la victimiología con los hijos, ambos maltratos por el padre ausente como modelo sano, más bien disocial y sintiéndose importantizado, aceptado de forma presencial por las abuelas; es decir, que la ausencia del vínculo escolar de Trujillo, su pobreza académica formal y la pobre identificación psicológica y social, más un entorno social familiar no sano, o sea disfuncional, lo llevarían a asumir conductas disociales que en su vida actual le afectarían para administrarse de manera sana, en lo afectivo, en lo sexual, en lo social y particularmente en su individualidad como ser humano.

Otro aspecto importante en una persona lo constituye el contexto ideológico, es decir, el conjunto de ideas dominantes de la época, que ayudan al adolescente en la búsqueda de su identidad y su futuro.

¿Cuáles efectos provoca sobre un joven crecer y desarrollarse en un país con un gobierno dictatorial o con un gobierno socializante, democrático y participativo? Es evidente que la ideología dominante de la época del adolescente Trujillo era de fuerte tendencia caudillista y esquema dictatorial y personalista de los reductos de un Pedro Santana, Buenaventura Báez, Ulises Heureaux, alias "Lilís"; además, que eran personajes que simpatizados y aceptados por Rafael L. Trujillo como modelos ideológico y político en su vínculo primario.

Otros aspectos importantes en el desarrollo psicosocial de un adolescente son: "La relación con el proceso educativo, tanto la educación informal realizada dentro de la familia y el entorno social y la educación formal del período escolar. De este proceso va a depender en gran medida la inserción social dentro de la característica de su entorno y del desarrollo que consiguió de su proyecto de vida", conforme afirma el Dr. Solum Donas en la página 5 de su *Marco conceptual de salud integral del adolescente.*

Sin embargo, ¿cuál era el proyecto de vida del adolescente Trujillo?, ¿cuáles eran sus sueños?, ¿quién soy?, ¿cómo quiero ser?, ¿seré abogado, médico, electricista, militar, deportista, músico, etc.?

El sueño va transformándose en un camino a la realidad; el adolescente Trujillo fue desarrollando desde su infancia y reforzado por la familia un "yo" de su personalidad hiperinflado; era el más importante, el más aceptado, el más consentido, el preferido de las abuelas, el niño que a los 5 años se salvó de la muerte para ser algo divino, algo importante; "Nació para un fin". Si además agregamos a la permisividad del entorno familiar y la ausencia de límites y de reglas claras, es de suponerse dentro de las limitaciones sociales de la familia, como le facilitaban al niño Rafael que tenía el mismo nombre del hotel de la abuela Silveria, llamado hotel San Rafael; ese San Rafael de tanta presencia de aquel San Rafael que por 31 años celebra este país los 24 de octubre.

El adolescente Trujillo, en su estructura psicodinámica del desarrollo de la personalidad, fue desarrollando una compleja fijación del "Ello" de su personalidad, caracterizada por la búsqueda del placer, la gratificación inmediata y la baja tolerancia a la frustración; aprendió poco a frustrarse, no conocía el no, el después, el nunca y por otro lado poseía un "yo" hiperinflado con una percepción exagerada de su importancia, incapaz de darle repuesta, dirigir o discriminar los impulsos del "Ello" de su placer, y con una ausencia del "súper yo" o sea la parte ética, moral de la personalidad que va formándose durante la socialización y con los valores, la espiritualidad, las normas y reglas que se aprenden en el entorno familiar, que al final sirven a la personalidad para poner frenos sociales a las conductas inadaptadas que violentan los espacios sociales e individuales como son: Robar, matar, violar, asesinar o producir daños personales sin sentir remordimiento o sentimientos de culpa. Todos aquéllos que en su adolescencia o adultez temprana no manejan en su vida sentimientos sanos: Afectos, solidaridad, amor, apego, vínculos y emociones positivas en su vida y menos cuando realizan conductas inadaptadas socialmente, es porque tienen una pobreza o ausencia del "súper yo" de la estructura de su personalidad.

Es decir, el "desarrollo moral y espiritual, es un proceso que se inicia en la niñez y se desarrolla con más intensidad en la adolescencia y que no está vinculado únicamente a la religión, sino a valores y sentimientos que reciben múltiples influencias del entorno social, familiar y educativo". Como se puede observar, el adolescente Trujillo vivía en un entorno social, familiar, vulnerable, de alto riesgo y de conducta riesgosa como para ser un modelo de conducta sana.

Para un adolescente la identidad individual, social, la independencia, el juicio crítico que debe desarrollar para interpretar su entorno social, y las presiones del grupo de amigos e ir construyendo un estilo de vida y un proyecto de vida saludable para él, para su familia y para la sociedad, donde se vive es fundamental para forjar su personalidad futura. El adolescente Rafael Leonidas Trujillo Molina como toda persona es el resultado de una unidad biopsicosociocultural.

Aunque es poco lo obtenido sobre su adolescencia debido a que muchas documentaciones fueron destruidas por trujillistas y no trujillistas, se habla de las conductas delincuenciales del adolescente Trujillo junto a sus hermanos: pequeños hurtos, robos, abandono de la escuela, pandillerismo, que se podrían inferir como conductas disocial de su vida adolescente y sostenida más adelante en su adultez y hasta los inicios de su tercera edad.

Capítulo VII

LA ADULTEZ TEMPRANA DE RAFAEL LEONIDAS TRUJILLO

La independencia económica del joven Trujillo se inició a los 16 años cuando se graduó de telegrafista de primera clase, sistema Morse y por recomendación de su tío Teódulo Pina Chevalier se nombra operador de la línea sur de la República.

Antes se había desempeñado en el telégrafo de San Cristóbal y asistido a la escuela de agricultura de allí. Más adelante, en 1910, a sus 19 años de edad, ocupa el puesto de oficial auxiliar de la oficina telegrafista de San Cristóbal.

El estilo de vida del joven Trujillo fue de alto riesgo. Un riesgo es la probabilidad de padecer de un daño ya sea en lo físico, en lo psico-emocional, en lo sexual o en lo social de una persona, y las conductas riesgosas son aquellos acontecimientos, situaciones de vulnerabilidad; donde no se discrimina el peligro, la infracción y termina con una lesión importante o con la muerte. Producto de esos riesgos y conductas riesgosas que el joven Rafael Leonidas Trujillo estuvo implicado en robo junto a sus hermanos; y fue procesado varias veces, en particular por la alteración o falsificación de un pagaré a cheque. Miguel Febles, Juez del Tribunal de Primera Instancia de San Pedro de Macorís, lo condenó a cárcel y multa, pero logró evadir la cárcel; poco después fue investigado por complicidad en la sustracción de dinero de la Oficina Postal de Santo Domingo, donde trabajaba y fue despedido.

Además, esas conductas delincuenciales aprendidas y reforzadas en el medio familiar y estimuladas por una personalidad antisocial lo llevaron más adelante a participar en una banda llamada la "44", formada por delincuentes que se dedicaban al robo, a la extorsión y al chantaje en diferentes lugares, específicamente en los ingenios azucareros, donde trabajaría como guardia campestre en bateyes. El trabajo es fuente de desarrollo en un joven; pero por sus características a la vez puede ser un espacio de riesgo y de conducta riesgosa, donde el que lo ejerce discriminará la gratificación y la remuneración, más sentirse cómodo con lo que hace. Es evidente que los rasgos de personalidad antisocial lo llevaban a exponerse a esas conductas de alto riesgo, sin arrepentimiento, y menos sin la capacidad de valorar el daño o sufrimiento que ocasionaba con sus conductas desajustadas.

Otras de las áreas de su personalidad que desde sus inicios fue de riesgo social, fue su sexualidad y su comportamiento sexual, desde exponérsele desnudo a unas señoras para producir inconformidad, hasta llegar a abusar sexualmente.

A sus 22 años el joven Trujillo no fue la excepción, embarazó a la joven novia Aminta Ledesma, con quien se casó en 1913 en su comunidad de San Cristóbal, pasando a vivir en casa de la esposa; como su padre José Trujillo, que al casarse con su madre Julia Molina pasaron a vivir a la casa de la madre de ésta, doña Erciná Chevalier, y ayudada también por la abuela paterna, Silveria Valdez madre de José Valdez, con lo que se repite el modelo familiar.

El joven Rafael L. Trujillo Molina ingresó a la guardia como efectivo el 18 de diciembre 1918: Allí encuentra el espacio más adecuado para una personalidad patológicamente antisocial, para obtener y desarrollar habilidades que se ajustan a su temperamento biológico del abuelo Trujillo Monagas, más el carácter socializado, aprendido a su forma de ser y reaccionar; a su estilo de vida; y un "yo" de su personalidad hiperinflado, con una exagerada importancia de su personalidad; el afán desmedido del "ello" del placer y la baja tolerancia, la ausencia del "súper yo" como la parte ética y moral lo llevaría a tener el espacio donde conseguir poder, fuerza, armas, apoyo y seguridad que junto a su habilidad y agilidad mental se autodisciplina. Además sus rasgos de personalidad: Narcisista, obsesivo, histriónico y su conducta antisocial le propiciaron el espacio, el escenario y la oportunidad brillante que no desperdició para llegar a ser "algo grande", el nacido para algo importante, "para un fin", que le dijeron a sus 5 años de edad, con una adolescencia y una juventud temprana de alto riesgo y un estilo de vida riesgosa, sin escrúpulo, pero con propósitos y metas, con objetivos y estrategias llegaría al, "no hay peligro en seguirme"; se quedó con esa frase de pura proyección patológica. Tres décadas de dictadura marcaron toda una generación y dejó un legado psicoconductual que hoy representa el modelo inadecuado de una parte importante del pueblo dominicano, y para desgracia, de la historia social y política de nuestro país.

Capítulo VIII

LA SEXUALIDAD DEL MACHO TRUJILLO

El complejo fenómeno del macho como expresión psicosocial es muy antiguo. Podría decirse que guarda una relación directa con la fuerza, valentía y poder. El macho tiene que demostrar su capacidad o habilidad amorosa, no tiene debilidades afectivas. Además, el macho tiene una preocupación excesiva en demostrar a los demás hombres, a la familia y la sociedad que es poseedor de atributos valorizados por la cultura donde se viva.

El macho Trujillo se desarrolla en una sociedad afectada por las carencias materiales y oportunidades de desarrollo y donde al mismo tiempo abundan las actitudes que favorecen el concepto de la superioridad masculina, tanto en la familia como en los grupos donde se socializa. Este aprendizaje social se transmite de generación en generación como patrón de crianza. Aunque la familia primaria de Trujillo era matrifocal y la influencia de poder económico y social estaba sustentada por la abuela paterna Silveria Valdez, mujer "machorra", "guerrera de cojones", "montonera"; quien apoyaba y consentía a su hijo Trujillo Valdez, padre de Rafael, que en su casa era la autoridad del macho mujeriego: Bebía, buscaba mujeres en la calle, tenía caballo, usaba sombrero y trabajaba poco, pero era el dominante. La madre de Trujillo, Julia Molina, era una mujer: dominada, sumisa, obediente, tolerante, pasiva y de pocas iniciativas sociales que como la mayoría de las mujeres de la época se dedicaban al marido, a los hijos y a los quehaceres domésticos.

En la dinámica familiar el macho es el proveedor de la familia, es el que trabaja y el que aporta; de ahí que se llegue a creer que es el dueño de su mujer, de sus hijos y así se refuerzan más, el poder, el liderazgo de estilo autoritario que apunta hacia la masculinidad.

En la conducta sexual se expresa en el macho una conducta de atleta sexual; mientras más mujeres tiene, más macho es y tiene una mayor competencia frente a los demás hombres y mujeres. Hace gala de una exagerada confirmación del atributo sexual mediante el tamaño de su pene y de su potencia sexual.

En la vida afectiva el macho padece de analfabetismo afectivo, ama pero no lo expresa, desea pero no lo dice, ya que estas son cosas de hombres débiles y poquitos.

En su estilo de vida el macho es dado a la violencia física y verbal; se impone y doblega a los demás por su autoridad; se hace sentir, no tiene miedo, bebe, desafía, es agresivo y más fuerte que todos; no puede ser delicado, ni tener modales, pues sería tildado socialmente de afeminado o de marica.

La sociedad dentro de sus costumbres acepta, refuerza y estimula el machismo como fenómeno psicosocial mediante la poligamia, el concubinato, amancebamiento, la infidelidad y más que nada la educación genérica desigual, que hace ser tan diferente a los hombres de las mujeres.

El macho Trujillo

Rafael Leonidas Trujillo era un macho de los pies a la cabeza, desde la dinámica familiar y social hasta su estilo de vida. Trujillo era un "Don Juan": Narcisista, fuerte, varonil, mujeriego, guerrista, fornicador, poligámico, concubino, infiel hasta lo visceral, dueño de sus mujeres, de su familia y de la sociedad.

Ese macho salió de una dinámica reforzada y aprendida en la vida familiar, en una cultura rural, patriarcal y pobre, donde se estimula que los hombres sean fuertes y las mujeres, débiles; los hombres, activos; las mujeres, pasivas; los hombres son arrogantes y las mujeres sumisas. Fue así como se incubó Rafael Leonidas, como una expresión psicosexual de sus propios orígenes y de su propia personalidad, de su propia

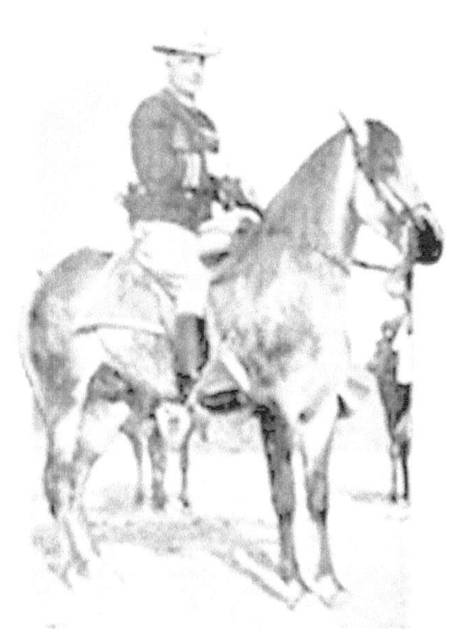

Un macho: tenía caballo, su silla, un revólver, sombrero y mujere.
Este era el macho Rafael Leonidas Trujillo

condición sociocultural. Se trata de un hombre con orígenes por su abuelo Trujillo Monagas; español descendiente, trasformado del caballero, del "Don Juan"; de conquistador español y primo hermano, sin duda, del "hombre cojonudo", ibérico, como decía el psiquiatra Dr. Segundo Imbert. Por otro lado, un Trujillo descendiente del mestizaje, del afro-antillano, de sangre caliente, mulato, fuerte como su machorra abuela Silveria, poligámica y de cintura alegre que le servía a la causa con el alma, la razón y el sexo". Era de esperarse que el tercer varón, el pequeño Trujillo, que calentó recién nacido la abuela Silveria, que dijo "Este es un macho". Le puso Rafael, fue su predilecto, lo acogió y lo importantizó más que a su propio hijo, José Valdez. Ese nieto no podía defraudar sus orígenes, su dinámica, no podía quedar mal y de verdad que como macho cumplió, vivió y murió al menos sexualmente, ya que hasta la hora de su muerte una mujer le esperaba, llevaba dinero, revólver y su flexivo pene, pero su autoestima y la exageración de su importancia seguían vivas, y tan sólo eso le hacía un "macho".

Factores psicosexuales

La sexualidad está ligada y es parte de la personalidad y del aprendizaje sociocultural, es decir, es parte integral de la personalidad. Ese desarrollo psicosexual se va adquiriendo con los roles asignados y reforzado en el proceso de socialización del niño y el pre-adolescente.

El adolescente Trujillo en su identidad sexual y su rol de género le gustaban las cosas propias de los varones: Jugar a caballo "con un palo entre pierna", ir al río y bañarse, nadar y tratar de hacerlo mejor que su grupo de amigos; presumía de galán, limpio y organizado en su aseo personal. En plena adolescencia ya le gustaba enamorarse y presumir de hombrecito. Cuenta don Juan Bosch que trabajando como telegrafista en el patio, a fin de escandalizar a dos señoras vecinas que se habían manifestado disgustadas por ciertas reuniones de jóvenes bebedores que celebraban en la oficina del telégrafo; el joven Trujillo se mostró desnudo enseñando sus genitales. Esa conducta requiere de varios análisis: es propia de personas de poco pudor sexual o de una personalidad con rasgo disocial, pero además, de alguien que tenía la creencia y la seguridad del tamaño de sus genitales; no se describen conductas posteriores, repetitivas y periódicas como para entrar en la categoría de exhibicionista.

Orientación sexual de Trujillo

La orientación es la preferencia sexual que se tiene por un sexo determinado. Si es hombre por la mujer, sería heterosexual; si es por el mismo sexo, sería homosexual; si las preferencias son tanto por hombres como mujeres, sería bisexual.

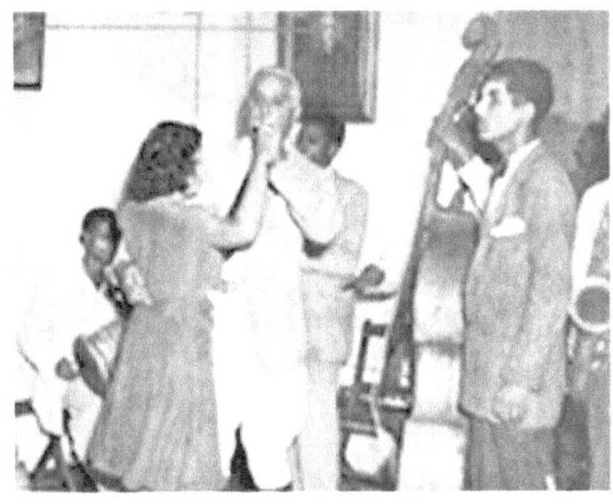

El macho Rafael Leonidas bailaba bien y con varias mujeres

El estilo de vida y el comportamiento sexual de Rafael Leonidas Trujillo era heterosexual; después de investigar y entrevistar algunas de sus amantes. Buscando sus preferencias, tipo, posiciones y comportamiento sexual como psiquiatra y sexólogo me confirmaron que Trujillo, según esas mujeres, era un hombre de vida heterosexual, es decir, que le gustaban las mujeres, aunque José Almoina, en la página 35 de su libro *Una Satrapía en el Caribe*, dicc: "Para lo ambiscxual, cl hombre de confianza de Trujillo es Manuel de Moya", que se desnuda ante el jefe y juntos realizan las más indescriptibles combinaciones.

Trujillo tenía rasgos narcisistas, y tenía una percepción exagerada y sobrevalorada de su importancia, más una no aceptación de su propia identidad de origen, de su condición psicosocial, que lo llevaba a sentir admiración y sentirse proyectado en las personas físicamente bellas, finas y de buena posición; aunque en la relación él era la figura principal, la más egocéntrica y la sexualidad es parte de esa condición exagerada, pese a que su estilo de vida y su conducta fueron de un heterosexual.

Conducta sexual de Trujillo

Un macho despés de decirlo y creerlo tiene que aparentarlo para ser macho. De ahí que la conducta sexual de Trujillo fuera tan impulsiva, desorganizada y poco discriminativa como su personalidad misma. Tenía una conducta sexualmente activa. Como todo macho, era un atleta sexual de buen deseo y apetito se-

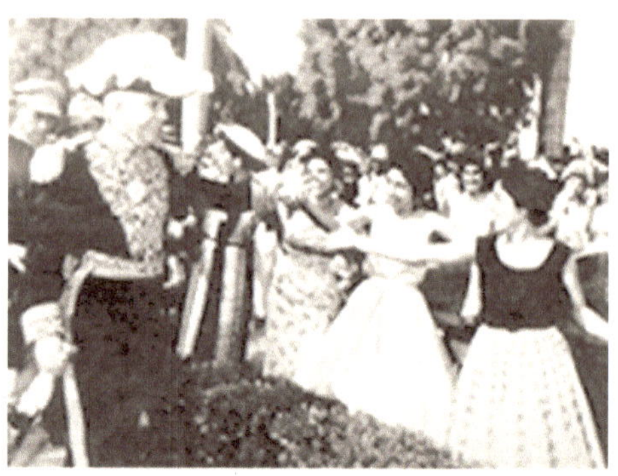

El macho mujeriego no perdía oportunidad. Rafael Leonidas Trujillo haciendo gala de su histrionismo, su narcicismo y su egolatría.

xual, o sea, era una especie de "machómetro". Sus mujeres amantes lo describen como tierno, cariñoso, limpio, galán, seductor y a la vez imponente, celoso, infiel y mentiroso con sus mujeres; poligámico.

A Trujillo Molina le gustaban las mujeres jóvenes, un poco amasaditas, pero no gordas, menos flacas, una especie de "entre dos", como dicen los dominicanos; de piel blanca, finas, si era una trigueña, "india", tenía que ser de "pelo bueno" y bien parada. Le gustaban mejor y preferiblemente vírgenes, pues al Jefe tirano le gustaba desflorarlas o desvirgarlas. Así él se sentía más macho, más seguro de su virilidad y de la pureza de la mujer con quien el Jefe se acostaba.

Tenía conductas sexuales impulsivas, perdía la capacidad de posponer o discriminar sus impulsos sexuales. Ese comportamiento sexual habla de su trastorno antisocial de la personalidad; de su acoso, de sus violaciones sexuales y demás infidelidades sexuales que hacía para el desquite y las humillaciones.

Según las amantes consultadas, a Trujillo le fascinaba el sexo oral; hablarlo y que lo halagaran por su "hombría". Como todo narcisista su pene era un "Don"; un bien de la naturaleza, por eso le fascinaba decir en alcoba con un trago de Carlos I, a media luz, "¿Te gusta?", "Estas con el Jefe", "Pide lo que tú quieras". Allí era dulce y tierno; a las muy queridas les aceptaba que haciendo el sexo le dijeran "Rafa", "Rafael", "Rafaelito"; le gustaba regalar, no solamente dinero, casa, empleo, hacer favores a sus mujeres y sus familias, sino que Trujillo tenía un detalle. Dice una amante que "le gustaba regalar medias extranjeras que traía cuando viajaba, perfumes, anillos, cadenas…", "le gustaba pararse desnudo, caminar en la alcoba, servirse un trago, hacía cuentos, se reía, un don Juan; todo un narcisista.

Por su conducta sexual de alto riesgo no solamente se enfermó en el sexo; también tuvo problemas por acoso y violaciones sexuales.

Sus creencias supersticiosas y el aprendizaje sociofamiliar y cultural también entraban y eran parte de su sexualidad; tomaba su afrodisíaco, vitaminas, le hacían sus trabajos, tenía su Santa preferida para su poder sexual. Contaba con asesoras para el área sexual; le prendía vela y era devoto de "Santa Martha la Dominadora". Era un resguardo a su virilidad, a que ese pene no le fallara, ni ningún enemigo, ni mujercita le hiciera ningún trabajo sucio para adueñarse o controlarlo. Para eso estaba "Santa Martha la Dominadora". Ya para las otras cosas contaba con sus mejores santos, San Rafael y San Miguel. Más adelante analizaremos la relación entre la personalidad y la sexualidad de Rafael Leonidas Trujillo.

José Miguel Gómez

Trastorno psicosexual de Trujillo

El término psicosexual se utiliza para describir el desarrollo y el funcionamiento de la personalidad como elementos afectados por la sexualidad.

Trujillo no sólo tenía desajuste en su personalidad, sino que su conducta sexual se correspondía y se ajustaba a los diferentes rasgos de su personalidad. Es decir, las actividades sexuales del jefe no solamente se realizaban como pura gratificación sexual, sino también para satisfacer necesidades no sexuales, que le daban status, le confirmaban su poder, pero también para producir daño, como era tener relaciones con la mujer de un amigo y luego hacer que éste se enterara o él mismo decirlo. De esa manera el sexo se convertía en un instrumento no sólo para el disfrute, sino también para el dolor, humillación y el resentimiento crónico no resuelto que llevaba acuñado en su vivencia psicosocial. Se cuentan los cuernos de Trujillo con las esposas de Paíno Pichardo, Frank Prats; de Froilán Arala. De éste último cita Vargas Llosa en la *Fiesta del Chivo*, pág. 80, diciendo: "Trujillo, yo he sido un hombre muy amado, un hombre que he estrechado en sus brazos las mujeres más bellas de este país; ellas me han dado energías para enderezarlo, sin ellas jamás hubiera hecho lo que hice, (elevó su copa a la luz, examinó el líquido, comprobó su transparencia y la nitidez de su color), ¿Saben ustedes cuál ha sido la mujer, de todas las hembras que me tiré?, "perdonen mis amigos el tosco verbo", se disculpó el diplomático "citó a Trujillo textualmente", "hizo otra pausa, aspiró el aroma de su copa de brandy", "la cabeza de cabellos plateados buscó y encontró en el círculo de caballeros que, escuchaba la cara lívida y regordeta del ministro y terminó". ¡La mujer de Froilán! Conductas como esas se repitieron; así se disfrutaba del sexo, se humillaba y se desquitaba de cualquier desavenencia. Pero también él, Trujillo, se confirmaba como un macho sexual. Hoy sabemos que la búsqueda de aventura, el adulterio, la curiosidad de estar con otras, constituye un fenómeno demasiado complejo para saber sus motivaciones y justificaciones, pero con el dictador, "Jefe" y "macho" Trujillo, después de analizar su personalidad, su psicopatología, sabemos que esas motivaciones cumplían diversos propósitos.

El Jefe entre el sexo y la sexualidad

La conducta psicosexual y sexualidad humana funcionan como un sistema de múltiples niveles que van desde lo físico hasta lo cultural, cuyas funciones diversas están primordialmente dirigidas a dos funciones: la reproducción y el placer. La sexualidad va más allá de lo sexual, incluye los sentimientos, el afecto, los valores, las caricias, el beso, la ternura, el compromiso y las relaciones sexuales, o sea, la sexualidad empieza con la niñez y termina con la muerte. Mientras que el sexo es más genital; donde la prioridad y lo más importante en la satisfacción sexual de cada quien, no importa cómo se siente el otro o la otra.

Trujillo hacía sexo y tenía una sexualidad para la reproducción, para el placer, para reforzar su "ego" masculino, reforzar su poder y su autoridad frente a sí mismo y frente a los demás. Tuvo una conducta sexual activa, de alto riesgo sexual, sufrió de enfermedades de transmisión sexual: gonorrea, uretritis Gonocócica; en su adultez temprana, en su vida de cabaret, de tragos y de vida alegre cuando empezaba su vida militar. Esa conducta sexual activa con o sin virilidad al final de sus años no le paró de la búsqueda de mujeres hasta el día de su muerte.

Trujillo y el acoso sexual

Un hombre como Trujillo, a quien se le atribuye haber tenido decenas de mujeres de todas las edades, de todos los status sociales; unas conquistadas, otras que se las ofrecían y las propias familias de éstas para tener los privilegios que el amo Dictador, don Juan y macho Trujillo daba por sus gratificaciones sexuales.

En esa vida sexual había de todo, mujeres satisfechas, mujeres hostigadas, mujeres víctimas, mujeres acosadas y asediadas sexualmente. Así lo explica la Sra. Mony Sánchez, la amante de los últimos años, quien explicó en entrevista con la periodista Nuria Piera que el dictador "me acosaba, amenazaba a mi padre y todo fue por presión, chantaje, acoso. A mi padre y tíos les ofrecieron trabajo". En pleno Palacio donde el "Jefe" trabajaba estaban y circulaban maipiolos; aquéllos que le buscaban mujeres jóvenes y elegantes al Jefe Trujillo, le daban un trabajo y después empezaban las insinuaciones, al asedio sexual hasta llegar a convertirse en una de las víctimas sexuales del macho Trujillo.

Hoy sabemos que el acoso sexual se manifiesta de diferentes maneras, una surge cuando una mujer trata de encontrar un empleo, el jefe o patrono potencial deja bien sentado que la solicitante tendrá que plegarse a sus exigencias sexuales, y solicitan un "anticipo", como prueba de "buena fe". De no producirse el "anticipo", no hay trabajo, sin embargo, el acoso sexual más corriente es el que se ejerce cuando la mujer tiene el empleo y tiene que conservarlo o puede tener un ascenso o consiga otros beneficios laborales. Entonces el acoso se ejerce a través de esa relación de poder. "Tú sabes qué quieres, tú sabes cómo conseguirlo". Las demandas son diversas: chantajes, seducción, propuestas sexuales, flagrantes e intimidades, sino despidos.

El acosador sexual Trujillo Molina, no limitaba su poder al aspecto laboral; lo extendía al nivel familiar, ya que sus controles no eran limitados a las relaciones de producción o dueño de bien, sino que su personalidad exagerada y su poder social lo hacía sentirse y ver a la mujer como propiedad sexual de él. El acoso sexual se da prácticamente en todos los niveles, en todos los ámbitos, en toda condición de poder o de jerarquía. Es de suponerse que se ejerce en diferentes niveles, en la dictadura del "Jefe" si era Trujillo estaba bien; al menos eso creían él y sus maipiolos, adulones y detectores de mujeres. Del otro lado están las familias, sus hijas, la esposa, que habían sido víctimas del acoso sexual del Jefe Rafael Leonidas Trujillo Molina.

Las violaciones sexuales de Trujillo

En el libro *Trujillo ante una Corte Marcial por Violación y Extorsión en 1920*, autoría de Bernardo Vega, se describe que "Rafael Leonidas Trujillo, Segundo Teniente de la Guardia Nacional fue acusado por violación.

Primera acusación

Las especificaciones en que reposa la primera acusación son la afirmación de los siguientes puntos:

Que el acusado, cierto día del mes de julio 1919, asaltó a la llamada Isabel Guzmán, en la ciudad de Los Llanos, República Dominicana.

Que el acusado, al asaltar a dicha Isabel Guzmán, lo hizo con la intención de cometer contra ella el crimen de estupro.

Que dicha Isabel Guzmán tenía en ese momento unos diecisiete años de edad.

Con el propósito de probar la partida de las especificaciones de la primera acusación, el Fiscal General presentó e interrogó a los siguientes testigos: Isabel Guzmán, su madre Juana Guzmán y Francisco Mercedes, Guardia Nacional Dominicana.

El quinto día del juicio en respuesta a la pregunta doce, declaró: "Me agarró y me hizo acostar en la tierra y me chupó los labios, entonces se acostó sobre mí y tomó su órgano genital". A las preguntas 16, 17, 33 y 36 respondió: "Esto tuvo en la calle del pueblo de Los Llanos, a las 9:00 ó las 8:00 de la noche, y yo vi gente en la calle". A las preguntas 4, 61, 62 y 63 dijo: "me haló fuera de la iglesia y abusó de mí en la calle de Los Llanos". No me haló fuera de la iglesia, me agarró por la mano y me llevó". Contestando la pregunta 64 dijo: "yo di mi consentimiento a estas acciones, porque tenía miedo".

Los impulsos sexuales y la conducta sexual de Trujillo eran de alto riesgo, no tenía, como toda personalidad antisocial, el control de sus impulsos y deseos sexuales. Perdía la capacidad para posponer o discriminar sus impulsos sexuales y menos para tolerar sus frustraciones de no lograr lo que quería. La personalidad antisocial, carece de sentimientos, valores, arrepentimientos en su conducta; y la sexualidad es parte de esa personalidad que Trujillo ejercía. La violación sexual es cualquier forma de tener relaciones, toques, caricias, sin el consentimiento, la aprobación y el permiso de la persona. Esa penalidad, al igual que otras conductas deshonestas, fueron exoneradas, llevándolo no solamente a continuarlas o repetirlas sino que nunca apareció arrepentido ni modificó su conducta psicosexual, alterada y disfuncional.

Sexualidad y rasgos de la personalidad

Los seres humanos son el producto de una unidad biopsicocultural que integra cada una de sus funciones y la sexualidad del individuo no escapa a ello. La sexualidad entra dentro del concepto de la cultura, caracterizándose ésta como el conjunto de modelos compartidos por los individuos de la comunidad y aplicados diariamente a su comportamiento.

Una sexualidad sana dependerá del equilibrio psicoemocional y de la estabilidad de una personalidad que lo acepta, la comparte sin ocasionar daños ni a él, ni a su pareja. Es decir, con la vida expresamos parte del ajuste o desajuste en nuestra personalidad y de la forma como preferimos funcionar o actuar con los otros y con nosotros mismos. Así se expresa, y ponemos de relieve si nos gusta, la sumisión, la dependencia, la dominación, la afectividad, la conquista, las relaciones funcionales, la cooperación o preferimos estar solos (as).

Como hemos establecido, Rafael Leonidas Trujillo tenía varios rasgos de personalidad; o sea, tenía un rasgo principal de personalidad antisocial y otros rasgos, diríamos subalternos: obsesivo, histriónico, narcisista, paranoico, que unido al carácter, al temperamento y la dinámica familiar y sociocultural, definían su personalidad.

Sexualidad y rasgos narcisistas

La sexualidad de un narcisista está basada en un egocentrismo sexual, una exagerada importancia de su cuerpo, del tamaño y la virilidad de su pene, más una propia inseguridad visceral que lo hace necesitar admiración para garantizar su propia estimación.

Cuentan amantes del Jefe cómo le gustaba caminar desnudo en la habitación, brindar desnudo, pero no solo, frente a la mujer. Cuenta José Almoina en la página 35 de *Una Satrapía en el Caribe* que "Trujillo es de un narcisismo grotesco. Muchas veces sale del baño y se exhibe desnudo ante sus adulones, que al verle prorrumpen en aclamaciones admirativas: ¡Qué cuerpo!, ¡Que blancura de piel!, ¡Mentira que es mulatón!, ¡Qué forma!, ¡Qué musculatura!, ¡El Jefe es un Gallo!" o "Estuvo con dos mujeres toda la noche y las dejó agotadas. El Jefe es un machazo". Todo eso hacía crecer el "ego" masculino de Trujillo.

Le fascinaba el sexo oral, contemplar quien se lo hacía, hablar haciendo el amor, "¿Te gustó, potrica? Estás con el jefe, ¿tú sabes las mujeres que quieren estar aquí?" Tomaba, le gustaba el buen aseo, el perfume, era un don Juan, un chulo de verdad; le gustaba que le admiraran todo, pero particularmente su pene "¡Qué grande!", y se reía. Decía una amante: "se lo vivía tocando y le gustaba que le pasaran las manos". El tamaño del pene fue problema para el Jefe Trujillo. Varias mujeres le hacían creer a Trujillo que tenía un súper pene, que las derrengaba, un súper macho de verdad. Cuenta don Marcio Veloz Maggiolo en el capítulo 9, página 37 de su novela *Uña, carne y memoria de la virilidad*, "Se sabe que uno de los deportes favoritos del Jefe era desvirgar adolescentes que luego casaba con amigos o relacionados. Se decía por lo bajo que el Jefe tenía un órgano viril muy aprovechado; es decir, crecido y grueso, inflamable y eréctil a más no poder, pero se dice que una de sus amantes que se fue a vivir al exilio en Aruba o Curazao con uno de sus guardaespaldas, decía que el Jefe lo que tenía "era una palomita de nada" rematando luego con la frase "a mí ni cosquillas me hacía". Aquella mujer, Vinelis, murió en Oranjestad, Aruba, y se decía que había sido envenenada". El pene de Trujillo se hablaba en lo cotidiano; hasta en el merengue lo dejaron entre dicho, "que gallo de hombre", "ese es un gallo siempre de espuela parada". El narcisismo de Trujillo y su comportamiento sexual iban de la mano, más mujeres, más importancia, más cuerno, más macho que los machos, dice una amante, que "al Jefe decían que era malo, pero era tierno, cariñoso, hablaba a uno, regalaba y era muy alegre en la intimidad", "muy limpio, le gustaba que uno estuviera limpia y perfumada para estar con él". Y, ¿el pene? normal, pero sabemos cómo el narciso de Trujillo Molina se vanagloriaba de su pene en la intimidad, de su tamaño, de su virilidad, de su rendimiento y capacidad para provocar orgasmo, y para confirmarlo, le preguntaba "¿Te sientes bien, te gustó?" Y a veces entre dientes, un poco bajito, "Es con Rafael, con el Jefe; date cuenta", decía y luego brindaba con su Carlos I.

Así era pero algo curioso, el narcisista no puede tener una mujer; eso es aburrido; su refuerzo está en la conquista, en la seducción, Trujillo necesitaba ese aliento que le daba poder, que le reforzaba su rasgo, al mismo tiempo le confirmaba su inseguridad y su fuerte complejo que llevaba en su vivencia afectiva y social, una contradicción psicológica, adoraba la callada, sumisa y adorada madre y al mismo tiempo degradaba psíquicamente a la mujer a un plano de sumisión. La sexualidad de un narcisista, es una felicidad para él, pero en el fondo, su necesidad es de él, su disfrute es él, él es que está proyectado, el otro o la otra está ahí, pero las fantasías del narcisista está en otra parte.

Sexualidad y rasgo obsesivo

Si, a Trujillo le fueron favorables varias circunstancias, pero su rasgo obsesivo fue lo que más le ayudó, tanto en la vida militar, personal; era extremadamente limpio, puntual en su vida sexual, era igual para hacer el amor, le gustaba bañarse y que la mujer estuviera limpia, perfumada. Cuentan sus amantes "que se perfumaba entero, desde las verijas hasta el pene", "en su piel se ponía crema". No hacía el amor, si la mujer estaba menstruando o manchaba un poco"; "se cepillaba antes y después de estar con una". Tenía su ritual: la habitación limpia, olorosa, sin flores, "al Jefe no le gustaba esa vaina, daba mala suerte; las flores son para los muertos". Tomaba sus tragos de Carlos I, realizaba juegos amorosos, hay del que interrumpía o de si la mujer hablaba de problemas o pedía algo que lo desconcentraba, se incomodaba, todo para después. En los obsesivos el sexo es medible, esperado con su ritual y a su hora o día. Podía ser cualquier día, pero preferiblemente miércoles, cuando Trujillo iba a su casa de San Cristóbal. Eran bien parecidas, limpias, de buenos modales, buenas dentaduras y preferiblemente señoritas, que nadie había pasado por ahí. Él tenía que ser el primero. Si a Trujillo las cosas no le salían como estaba previsto su inflexibilidad lo llevaba a la irritabilidad, a la impulsividad, se enojaba por algo simple, pero para el obsesivo es grande, sus amantes lo conocían, hasta le avisaban si no estaban "dispuestas", antes que él fuera, tenía una sexualidad disfrutada, pero también administrada y a veces poco creativa y con sus rutinas, celoso y dominador, exageradamente limpio y la sexualidad era parte de ese rasgo de su personalidad.

Sexualidad y los rasgos histriónicos

Con sus rasgos histriónicos, Trujillo era seductor, exigente, tentado, sabía hacer teatro y el drama a la vez nunca pasaba por desapercibido. Sabía manipular, chantajear; le gustaban las mujeres interesantes, imponentes, que no solamente a él le llamaran la atención, le fascinaba en un baile tener varias mujeres en una mesa y saber que más de una eran de él. Además, solamente él las sacaba a bailar. Al histrión le gusta ser el centro de la atención si no lo logra, se frustra, y si pasa desapercibido también.

Su sexualidad suele ser agresiva en el inconsciente, ya que le gusta la destrucción del "yo" sexual de la otra persona, para lograr el dominio; tener varias amantes y luego las descar-

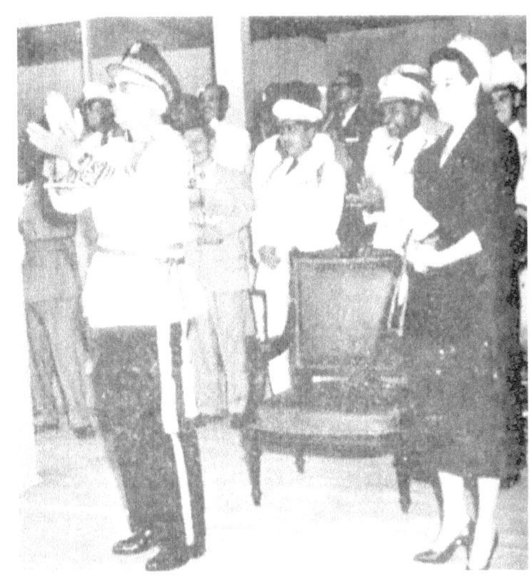

Trujillo haciendo gala de histrionismo

taba, las casaba con amigos o funcionarios, jugaba al enfrentamiento con sus amantes, las retenía o las dejaba. Su egocentrismo sexual era grande, pero en el fondo era tímido; aún teniendo el poder había mujeres que las tenía a través de terceros, que otros casi se las enamoraban. Se trata de una sexualidad compleja como lo pintan sus diferentes rasgos.

Sexualidad y rasgo antisocial

En la personalidad de Trujillo el rasgo que más sobresale, que más tipifica su trastorno, es el de antisocial. La sexualidad del "Jefe" fue de una conducta sexual de alto riesgo, caracterizada por impulsividad, incapacidad discriminativa y de posposición del placer sexual, hasta la incapacidad para manejar de forma adulta y adecuada la frustración del placer sexual.

Trujillo llegó a practicar sexo a la fuerza, acosaba mujeres, cometió violaciones sexuales, humillaba y ridiculizaba a familias, parejas; a través de su conducta sexual. La sexualidad y el sexo los utilizaba como ganancia y legitimación de su personalidad. Aunque no practicaba el sadismo físico con mujeres, sí hacía agresión y sadismo emocional, que es un sadismo inconsciente, porque el daño que causa a otras personas no lo ve como tal, produce daño y dolor; pero no se aflige, ni se arrepiente y menos aprende de la experiencia, ni modifica conductas.

El dictador no aceptaba desprecio, ni administraba su impulso sexual, si la mujer de su amigo o del funcionario le gustaba, la enamoraba y si no aceptaba, le castigaba el marido o la familia entraba en desgracia. El "súper yo", la parte ética y moral estaba anulada en la personalidad y en la sexualidad.

Tenía una conducta sexual activa, pero no sana, producto de una personalidad antisocial que en su integridad no fue ni será un modelo de referencia sana.

La sexualidad en la tercera edad de Trujillo

La sexualidad empieza cuando uno nace y termina cuando uno muere. Además, es parte integral de la personalidad y es el resultado de lo aprendido, de lo asimilado de la posibilidad que tenga la persona en aprender o reaprender nuevas formas de obtener placer sensual-sexual.

El psiquiatra español López Ibor nos dice: "Prepárate largo tiempo para ser viejo, si quieres ser viejo por mucho tiempo; la vejez se trabaja en la adultez, se llega y se vive en la vejez, como se vivía en la adultez".

Rafael Leonidas Trujillo tuvo en su vida adulta temprana, una conducta sexual activa y promiscua, de muchos riesgos sexuales. Producto de eso contrajo diversas enfermedades: gonorrea, uretritis, infecciones urinarias recurrentes, prostatitis, fornicó hasta más no poder, como todo macho tenía una apreciación de su virilidad y de su pene; era un atleta sexual.

Sin embargo, como todo narcisista, no aceptaba los cambios fisiológicos de su respuesta sexual. Todo le había cambiado: La piel más arrugada, el cabello canoso, caminaba más lento, usaba su bastón, pero no aceptaba que su pene y su respuesta sexual cambiaran.

Trujillo hacía lo imposible por no aceptar estos cambios, se resistía, se alimentaba, tomaba vitaminas, tenía afrodisíacos, sus respuestas simbólicas para la virilidad, Santa Marta la Dominadora.

Podríamos preguntarnos ¿qué representaba para el "ego" masculino del macho Trujillo, para narcisista, padecer incontinencia urinaria o "salida de los orines de forma involuntaria a la edad de 60 años?" Sufría ante una pérdida de la erección y de una pobre eyaculación, al ver cómo su amigo de siempre, el que nunca le fallaba, el que le reforzaba la autoestima, su pene a quien hablaba ("¿cómo me fallas?") y contemplaba como todo narcisista, sufría ahora al verlo flácido, encogido, pequeño y arrugado; se desesperaba. Cuenta una de sus últimas amantes que "Ya en ese tiempo él venía a la casa y uno iba y estaba con él, a veces podía hacer algo, a veces no. Pero se molestaba cuando no podía". Otra amante de ese tiempo, teniendo Trujillo entre los 66-69 años, confesó que "cuando no podía, hacía otras cosas; usaba la mano, pero eso no le hacía sentir bien".

Trujillo tenía deseos, pero su erección era pobre, había ya presentado impotencia parcial y secundaria. Tenía varios años que dormía separado de Doña María Martínez en la vida íntima. No dormían juntos, y para el colmo lo hacían en habitaciones separadas. Ya era una vida marital, a tolerancia de heridas incurables por las infidelidades, los celos, las guerras de espacio con Lina Lovatón, por el dinero, en fin, había una mala calidad de vida marital.

Esa sexualidad en la tercera edad que necesita la ternura, el acercamiento, los recuerdos, el toque, más el acoplamiento de una pareja que los acepta y los entiende, son fundamentales para el sexo y la sexualidad en esos años.

En sus últimos años Rafael Trujillo Molina tenía cambios en sus conductas. Tuvo pérdida de habilidad y astucia de medir consecuencias, así como una pobre respuesta sexual que no aceptaba. Desde inicio hasta el final tenía su sexualidad a su manera, con sus rasgos y su estilo hasta la hora de su muerte. A los 70 años iba rumbo a San Cristóbal y lo esperaba la joven amante que Trujillo le llevaba 50 años de diferencia; diferencia que él necesitaba para sentirse como siempre, valorado, útil y aceptado sexualmente. No importaba su disfunción eréctil. El gallo y el macho Trujillo continuaba y sólo la muerte terminaría con su sexualidad.

Capítulo IX

TRUJILLO: SUS PAREJAS

Trujillo y Aminta Ledesma:
Pareja que nunca fue pareja

El mayor desafío para algunas personas lo constituye poder aprender a vivir con otros, compartir espacios, aceptar los estilos de vida de cada quien y, más que nada, vivir con las diferencias. Aprender y desarrollar proyectos de pareja tiene mucho que ver con los diferentes factores que inciden en la dinámica social de las futuras parejas; por ejemplo el modelo de pareja de sus padres, la incidencia sociocultural y educacional en el hombre y la mujer, también va a influir los caracteres, temperamento y la personalidad de cada quien, más la capacidad y habilidad para poder consensuar y tolerar esas diferencias que se producen en el día a día.

Rafael Leonidas Trujillo, un joven rural perteneciente a una familia de un modelo de pareja con las características propias de la época del patriarcado, de la cultura del macho. Empezó su vida marital a los 21 años con la señorita Aminta Ledesma, a quien embarazó en su adultez temprana, se casó con ella y luego pasó a vivir a la casa de los padres de Aminta.

Al igual que su padre José Trujillo Valdez, quien al casarse con Julia Molina pasó a vivir a la casa de la madre. Producto de esa unión tuvieron dos hijas, la primera fallecida apenas nacida y la segunda, Flor de Oro Trujillo Ledesma. Con Aminta Ledesma, una mujer humilde de familia pobre y sin ninguna incidencia social, es evidente que para el joven Trujillo astuto, buscador de cosas grandes y, más que nada de ascenso social, poco duró. Decidió divorciarse a puras fuerzas y valiéndose de todo. Fue un conflicto de tribunales y abogados, cosa que Trujillo no le perdonó a Aminta.

El estilo de vida del macho Trujillo estaba basado en unas relaciones desiguales, siempre veía la mujer como propiedad sexual y social de él. Es decir, con Aminta fue una relación de pocos vínculos y apego, aunque estaban casados por la iglesia y la sociedad en la intimidad, la vida marital no era buena, ya que el esposo Trujillo prestaba servicio militar en el Este y otras regiones, y las visitas eran poco frecuentes cada día; el marido, Trujillo Molina tenía otros proyectos montados.

Años después del divorcio, Trujillo le dio trabajo a su ex mujer Aminta Ledesma, pero nunca le perdonó; al final llegó a pensionarla como empleada de la Lotería Nacional; no se sabe si para cumplir con la hija de ambos, Flor de Oro Trujillo Ledesma.

Trujillo y Bienvenida Ricardo: la pareja dispareja.

Esta relación es lo que llamaría: "la pareja dispareja", aunque con áreas muy bien complementadas y carencias que cada uno se suplía: Trujillo necesitaba tener una mujer de presencia social, que le diera status social para sentirse compensado de su pobre e inaceptable identidad psicosocial y la discriminación, desprecio y humillación de que había sido víctima. Además, era de suponerse que su ascenso como militar y con bienes era merecedor de "mejor" mujer.

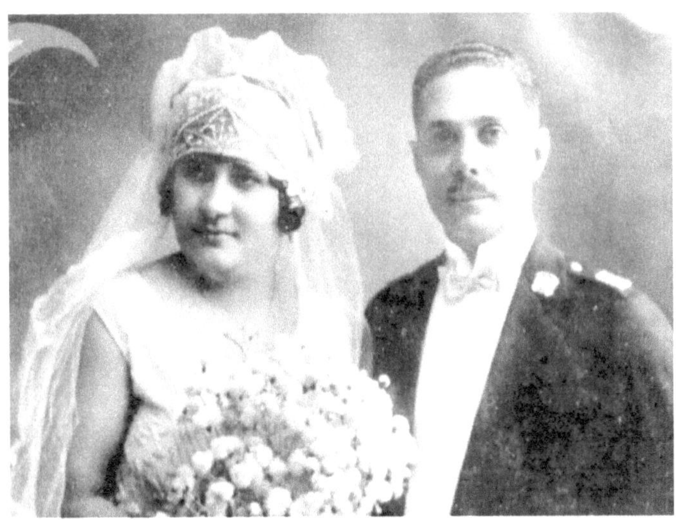

Trujillo y Bienvenida Ricardo

Bienvenida era pueblerina al igual que Trujillo, pero de una familia distinguida y de mucho prestigio y de ascendencia social de Montecristi. Una joven que no era hermosa, de cuerpo muy amasado, no era del gusto físico, ni de la química sexual de Trujillo; pero lo importantizaba esta relación. Cuando éste establece la relación con Bienvenida aún estaba casado con Aminta y ya existía Flor de Oro, situación esta que los padres y abuelos de Bienvenida, no aceptaban. Había que preguntarse qué representaba un joven Coronel del Ejército, bien parado, limpio, con pistola, caballo, su silla y dinero en la mente de la joven Bienvenida, en un pueblo donde las jóvenes tenían su presión social por el matrimonio. No importaban las advertencias, los consejos, ni la negociación de su grupo de referencia social, del pueblo que le negó los salones del casino para la boda que realizaría la crónica dispareja anunciada. Se casó por lo civil y se fue con su pareja complementada, llamada Bienvenida Ricardo y Rafael Leonidas Trujillo.

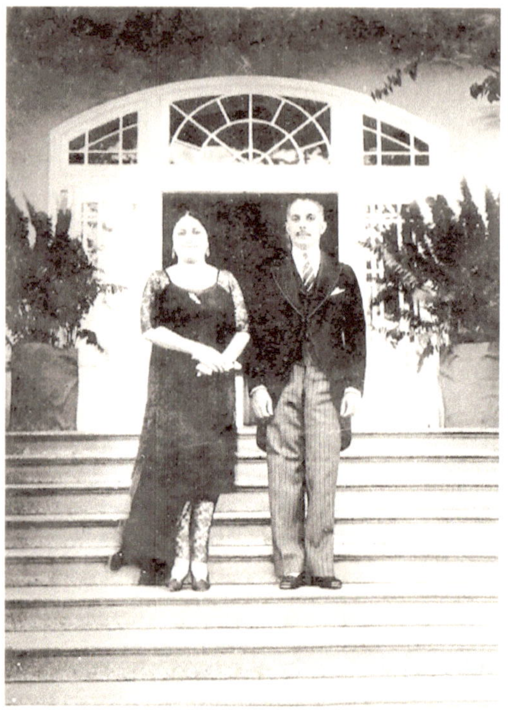

Trujillo y Bienvenida Ricardo

La relación, que empezó en 1927, apenas a los 5 años habían tenido problemas, conflictos, no sólo por las infidelidades de Trujillo, la demanda porque Bienvenida no salía embarazada y para la época, una mujer que no daba hijos "era una especie de mujer dañada"; motivo del que se valió el macho Trujillo para divorciarse, valiéndose y alterando hasta leyes, debido a que su mujer no daba hijos.

Pero antes del divorcio repitió el modelo que vivió con Aminta Ledesma: empezó a pegarle los cuernos y cometer infidelidades públicas conocidas con la famosa "Españolita María Martínez", a quien convirtió en su amante, divorciándose de Bienvenida Ricardo en el año 1935.

En estas relaciones Trujillo, como todo macho, tenía relación triangular; seguía con las dos, con Bienvenida Ricardo y María Martínez y divorciado de Bienvenida, ésta salió embarazada y tuvo una hija llamada Odette, a quien Trujillo reconoció. Así cumplió y así se sentía Bienvenida realizada como madre, y Trujillo en su "ego" de macho que le pagó porque le dio una hija, no importaba si fue fuera del matrimonio y menos qué podía representar personal ni socialmente para ambos.

Esa relación desigual terminó como empezó, una relación dispareja, de pobres vínculos y de pobres compromisos. Jamás Bienvenida se imaginaría que los rasgos del Narcisista Trujillo no le permitían durar con una mujer por mucho tiempo y menos con ella, que era como la madre de Trujillo, en la dinámica marital: pasiva, sumisa, tranquila y poco demandante. Al final, como Aminta terminó siendo desplazada y desterrada hacia Nueva York, fue entonces cuando María Martínez se impuso, hizo terminar aquella relación triangular y estableció hasta la muerte de Trujillo una relación de pareja complementada, a tolerancia y de insatisfacción, pero llena de ganancias, que era lo que importaba para ambos.

Trujillo-María Martínez: la pareja complementada

Rafael Leonidas Trujillo había tenido antes de la relación con María Martínez un estilo de vida marital caracterizado por infidelidades, poligamia, seducción y dos matrimonios anteriores con un modelo de dominación, sumisión y además de relaciones triangulares. Antes de divorciarse de Aminta Ledesma tenía amores con Bienvenida Ricardo, y antes de divorciarse de Bienvenida Ricardo ya tenía relaciones públicas con María Martínez. Ba-

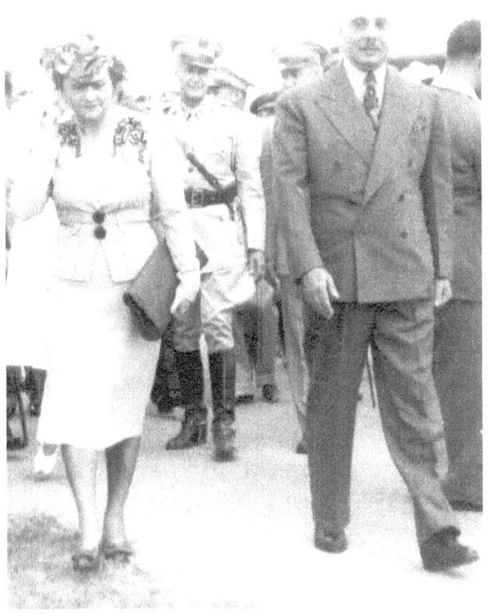
Trujillo y María Martínez

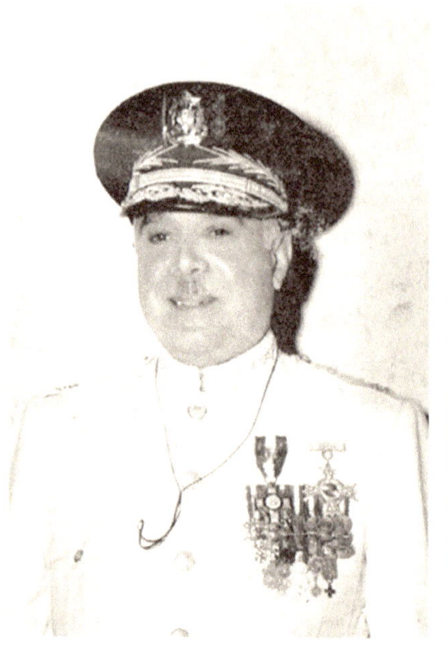

Rafael Leonidas Trujillo

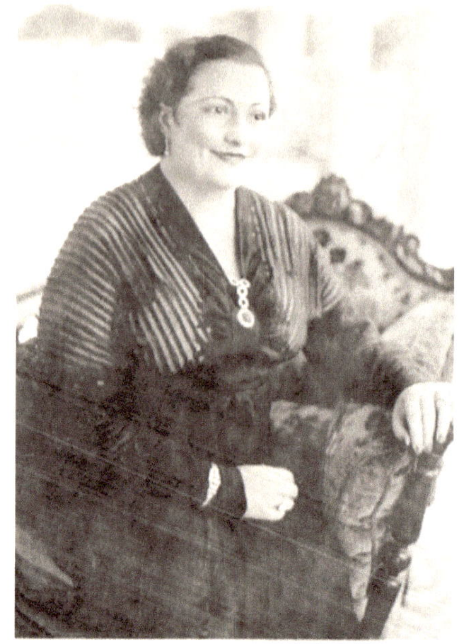

Doña María Martínez

laguer narra en *Memorias de un Cortesano*, pág. 198, "No puede negarse que Doña María Martínez fue la mujer de mayor influencia, que ejerció sobre Trujillo, y tal vez la única que amó de veras a aquel hombre de aparatosa vida sexual, a quien la adulación o el interés ofrecían diariamente las más variadas bellezas núbiles, en bandejas de plata".

Era que a Rafael Leonidas le gustaba el dinero, el poder y era ambicioso y de pocos escrúpulos para hacer cualquier cosa para lograr sus fines, pero María no se quedaba atrás, era ambiciosa, le gustaba el dinero, el poder y los privilegios. Apenas empezaron las relaciones y ambos tenían un negocio en común. María se ideó una lavandería y Trujillo dispuso, siendo el novio concubino de María Martínez, que toda la ropa de los militares fueran llevadas exclusivamente a esa lavandería. Así entraba todo el dinero para María Martínez "*La Bancaria*".

Cuando ambos se conocieron tenían relaciones triangulares; o sea, Trujillo estaba casado con Bienvenida Ricardo, y María Martínez era amante de un cubano, de quien se creía la paternidad de Ramfis. Los dos eran extrovertidos, caracterológicos y temperamentales, ambos tenían necesidad de sobresalir y de dejarse sentir socialmente. Ambos eran de cintura alegre y de estilo de vida poco transparente. Esta pareja no se juntó al azar, se olfatearon e hicieron química, se suplían carencias y se reforzaron debilidades; en fin, se complementaron, así como se atraen el imán y el acero, el sádico y el masoquista, el sumiso y el dominante, el introvertido con el extrovertido, el dependiente con el independiente.

Rafael Leonidas Trujillo Molina venía de una familia de "segunda" y de una negada identidad psicosocial del "yo" de su personalidad, que en el fondo era tímido y negador de sus orígenes, lo que lo hacía demandar de forma exagerada que lo halagaran, lo idolatraran. De ahí el origen dinámico de sus rasgos narcisistas. María Martínez, blanca de cara y nariz fina, española y segura de sí misma, coqueta, seductora pero a la vez temperamental, más astuta que el mismo Trujillo, sabía de no darle importancia al "Jefe", sin proponérselo, a veces lo desafiaba, lo enfrentaba, y lo ignoraba; no sabía María Martínez que a un narcisista el ignorarlo y no darle la importancia que él se creía, era hacerlo sufrir, desarmarlo y angustiarlo. Sólo esta mujer le hacía escándalos al Macho Trujillo, lo desafiaba con sus subalternos, que muchos le temían y que Trujillo gozaba por las rabietas de la "vieja esa", como solía referirse de forma despectiva de María Martínez.

De esa relación nacieron tres hijos: Ramfis, Angelita y Radhamés Trujillo Martínez. Ellos fueron los hijos predilectos de Trujillo; era la familia que socialmente representa la dinámica familiar y social de Trujillo Molina y María Martínez.

Esta pareja salía públicamente y presentaban en lo interior de la dinámica los conflictos más diversos de la vida marital: problemas en la comunicación, conflictos por infidelidad de Trujillo, conflictos en el área económica, ya que María demandaba acciones en las empresas y bienes de Trujillo, problemas por cuotas de poder y de espacios, conflictos por amistades y familiares, a tal punto que el único hermano que visitaba la casa de Trujillo y María Martínez era Héctor Trujillo Molina, el hermano pequeño preferido por Trujillo; después a los demás no los aceptaba María, ni tampoco a Trujillo les gustaban.

Cuentan que un día de tantos que el macho Trujillo estaba en la casa de San Cristóbal, en hora de la tarde se apareció María Martínez, cosa extraña, porque ella no solía visitarlo. Ella fue para que su marido le firmara unos papeles y al llegar se armó el "juidero". Desde la puerta, un guardián voceaba: "Llegó la Doña", otro corría y gritaba: "Corran, avisen, que llegó la Doña, y va a subir". Todo el mundo corría; el macho Trujillo, estaba encerrado con una muchachona, brindando, en ropa interior. Le tocaron y le avisaron. La mujer salió en falda y brasieres por detrás, y el "Jefe", en bata transparente le esperó y furioso, con su vocecita enflautada, le decía: "¿Que pasó, coño?", "¿Qué buscas?", "¿Pasa algo?" "Vine", respondió María, "para que me firmes estos papeles, ¿qué te crees? Trujillo le firmó a toda prisa y la persuadió para que se fuera. ¡Qué susto! Entre dientes, los guardias se reían. Al retiro de María, voceaba un guardia: "Traigan la muchacha", según testimonio de uno de los entrevistados que trabajó en la Casa las Caoba de San Cristóbal, y confirmado con otras personalidades. En la pareja Trujillo-Martínez se vio de todo, zapatazos, celos, insultos, amenazas. María Martínez hizo que Bienvenida Ricardo fuera expulsada a Nueva York, pero también cuando se enteró de los amores y vida sentimental y afectiva de Trujillo con la joven culta y bella Lina Lovatón, amenazó con matarla si él no la dejaba. Fue la única vez que Trujillo se enfrentó a María Martínez, pero como sabía que la españolita no era fácil y era tan dispuesta e impulsiva como él, optó por mandar a Lina Lovatón para el extranjero y mantener las relaciones un tanto clandestinas.

Al final ya Trujillo y María Martínez en la vida íntima no tenían vínculos afectivos, dormían en habitaciones separadas y a veces se hablaban a través de terceros, pero no llegaron a divorciarse; los separó la muerte. Ella murió pobre, enterrada por un amigo de la familia: Kalil Haché. Como toda pareja que tenía una lucha de poder, se desafiaron, se apoyaron, tenían ambiciones, se separaron y terminaron no sólo ellos, sino también su legado familiar.

Trujillo-Lina Lovatón: la pareja del triángulo

La vida marital de Trujillo tuvo siempre una dinámica triangular; siempre eran tres: él y dos mujeres que se debatían el macho. Podía haber más mujeres y las había, pero no tenían la connotación, ni la importancia en la vida marital ni social de este macho dictador.

Lina Lovatón, una joven alta y bella, culta e imponente, perteneciente a una de las familias más selectas de la capital, fue la mujer que más pasión provocó en el macho Trujillo, aunque no se casaron debido a que

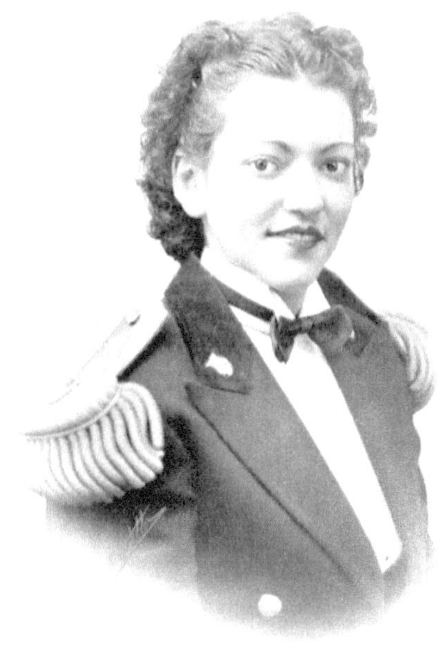
Lina Lovatón

115

en el triángulo amoroso estaba en una esquina doña María Martínez, mujer guerrera que no cedía espacio y menos el poder que era su alimento personal como su marido Rafael, María Martínez amenazó con matar a Lina Lovatón si no la sacaban del país. Trujillo, con rabia, hizo que Lina se fuera a Miami en 1939 para evitar una desgracia. Trujillo amó a Lina, la aceptó y la distinguió como "esposa"; no se llegaron a casar pero tuvieron dos hijos: Yolanda y Rafael, por lo cual Trujillo hizo sancionar una ley donde se le otorgaba los derechos a los hijos legítimos y naturales, y se reconocía a éstos últimos siempre que no fueran el fruto de una unión adúltera por parte de la madre, nunca del padre ¡qué les parece!

Esa relación duró años como amantes, viéndose a escondidas pero siempre Trujillo en su confuso e insistente sentimiento, la quiso y la amó con loca pasión, pero sabía que la "vieja esa" María Martínez tenía la llave y eso había que respetarlo.

Rafael Leonidas Trujillo tuvo miles de mujeres, las cambiaban, se las buscaban y se las ofertaban; tenía maipiolos y maipiolas, buscadores y detectores de muchachas jóvenes y vírgenes, amasaditas, de buenas piernas y de piel blanca o una "india", bien colada y bien parecida.

Como todo don Juan, gustaba de halagos, aventuras extraconyugales, cosas que le satisfacían su naturaleza egocéntrica. Sus ilusiones, empero, no eran duraderas ni estables, su norte era la belleza carnal, o una posición social y económica; alguien que le dé status o prestigio social, pero en el fondo estaban las carencias, la inconformidad con el amor materno y la pobreza afectiva del amor paterno, que lo hacía necesitado de un reconocimiento legitimado e importantizado por otros. Las parejas de Trujillo fueron muchas, sus mejores vínculos afectivos se produjeron con dos: María Martínez y Lina Lovatón. Muchas fueron parejas disparejas o parejas que nunca fueron parejas; un hombre de muchas mujeres y de pocas parejas.

Capítulo X

PERFIL DE LA PERSONALIDAD DE TRUJILLO

Antecedentes biopsico-sociocultural

L a personalidad es el resultado de la integración del componente biológico (herencia), del carácter adquirido y socializado, más la condición social y cultural que incide de forma directa en la identidad, en los valores y en el estilo de vida de las personas.

Se trata de un proceso dinámico de desarrollo constante en que el primer vínculo de contacto para ese desarrollo lo constituye la

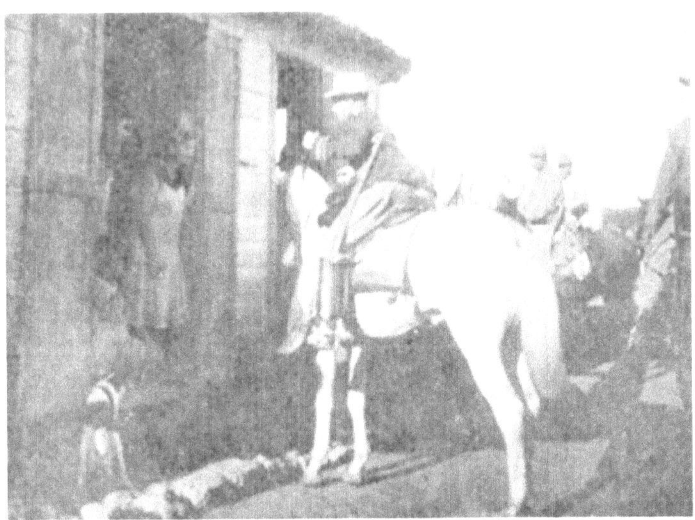

Rafael Trujillo Molina visitando, a caballo, los hogares y pueblos en actividades políticas.

familia, los padres y los hermanos. Un segundo nivel de contacto está relacionado con los más cercanos a la familia: abuelos, tíos, primos, y el tercer nivel lo constituyen la escuela, los amigos y los grupos organizados en la sociedad que interactúan de forma indirecta con la familia y con cada uno de sus miembros.

Cada ser humano es entonces el resultado de su familia y de la sociedad donde le ha tocado desarrollarse en grandes rasgos, ya que sabemos que de forma individualizada cada ser humano desarrolla sus habilidades, sus destrezas y su forma muy particular de adaptarse al medio social.

Hace siglos Aristóteles decía que "cada ser humano es único e irrepetible", o como decía Ortega y Gasset "yo soy yo y mis circunstancias". Es decir, que en una familia numerosa cada quien tiene su sello personal, desarrollando un temperamento que es hereditario y un carácter que es adquirido, que van identificando a cada uno; o sea, es como ver los dedos de una mano los cinco están integrados, pero tienen tamaños diferentes, funciones diferentes y en conjunto forman la mano. Es así y no de otra manera que funcionan las familias y los que habitan en ellas.

Trujillo, como cualquier ser humano, es el resultado de estos factores biopsico-sociocultural; o sea, no es algo sobrenatural, ni simbólico, ni aquella fuerza mitológica como sus alquilados intelectuales querían presentarlo y menos aquella necesidad obligada que se utilizaba para imponerle orden a un país pobre y socialmente desordenado.

La personalidad es la unidad de los factores hereditarios y de un carácter adquirido y socializado, más un resultado social y cultural que propició que esos factores pudiesen darse y que los rasgos de la personalidad, las habilidades y destrezas, las circunstancias sociales se convirtieran, para mal de este país, en un resultado psicosocial y conductual llamado Rafael Leonidas Trujillo Molina.

Trujillo y su temperamento

El temperamento es la parte heredada, la parte de la herencia de nuestros abuelos y nuestros padres. Es aquella que se aloja en los genes en la raíz neurobiológica y que van a ser hasta la muerte la forma de ser de cada quien. Trujillo Molina llevaba en sus orígenes los patrones de conductas hereditarios de una abuela como Silveria Valdez, mujer dominante, fuerte, guerrera y política, activa; y del abuelo Trujillo Monagas, sagaz, hábil, tranquilo, activo militar y aventurero. Ambos abuelos tenían en común la política, las influencias por las armas y las conductas desafiantes ante el riesgo social.

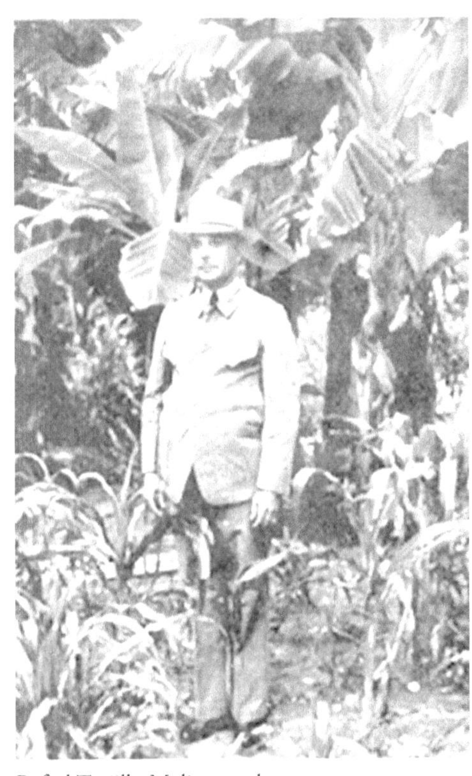

Rafael Trujillo Molina en el campo

El temperamento de Trujillo era una continuidad de ambos, era dominante, hábil, desafiante, de vocación por las armas, por la vida militar y por el poder. Le ayudaron otras condiciones, como el carácter, sus rasgos y una personalidad antisocial para hacerlo diferente a sus 11 hermanos, ninguno de los cuales tenía los rasgos de Trujillo, sus habilidades y las facetas de la forma de ser de esos conjurados abuelos.

El carácter de Trujillo Molina

El carácter una de las partes no física sino socializada de
la personalidad que nos va des-
cubriendo y nos deja ver lo que
somos por la forma que reaccio-
namos por las influencias psicosociales y culturales en todo
el trayecto de nuestras vidas. Es
decir, el carácter es moldeado y
puede trabajarse desde el punto
de vista psicoconductual para
hacerlo más llevadero, mejor
adaptado y más funcional con el
entorno social.

Eso es, el temperamento, el
carácter, los rasgos y las condiciones socioculturales forman
ese conjunto que hemos llamado personalidad. ¿Cómo era el
carácter de Trujillo Molina? Las
diferentes opiniones y descripciones biográficas lo definen
como una persona de carácter

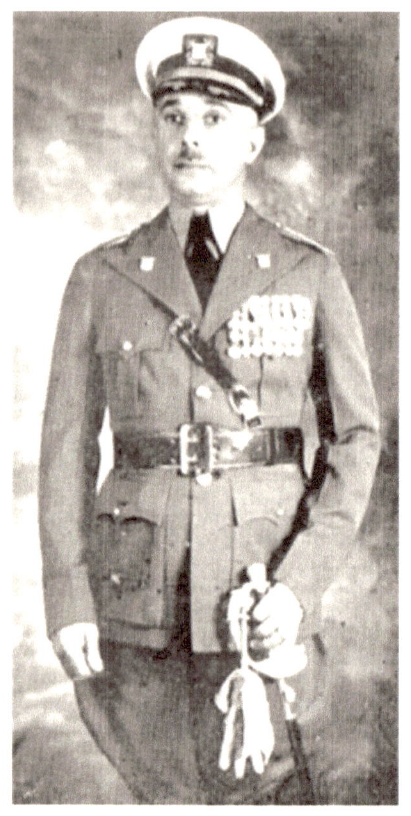

Rafael Trujillo Molina
un militar obsesivo con la limpieza

tranquilo, en ocasiones impulsivo, colérico, y en otras ocasiones
de emociones desproporcionadas.

Para Hans Paul Wiese Delgado, Trujillo era un poco "luná-
tico". Sin embargo, para Germán E. Ornes era "calmado, sere-
no, esforzado, activo, arrollador y esmerado". El Dr. Balaguer lo
describe diciendo: "Era de carácter versátil, sumamente impre-

sionable y de reacciones muchas veces elementales, no colocada del todo todavía por las ideas racionalizadas, sino además un ser extraño que tuvo enormes complicaciones psicológicas y que a menudo careció de control sobre sus movimientos sensitivos". Otra descripción de Balaguer dice: "le asistió ampliamente el don de mando, el aura que acompaña a los conquistadores de la vida". Como se puede ver, ese carácter forma parte del sentir, pero también del reaccionar frente a diferentes estímulos y frente a la diversidad social en que vivimos.

Como el carácter es adquirido, socializado, también lo constituyen las familias y los grupos sociales de representación importante en la influencia de la identidad personal de cada quien, trazando las pautas en ese reaccionar, que es el carácter, y que le pone sello a la personalidad.

En sus primeros años y en su vida pre-escolar y escolar éste socializó con su abuela Silveria Valdez, quien era la dueña de un hotel tipo fonda, y fue de los Trujillo el que más influencia recibió del carácter de la abuela, en la forma de cómo deberían hacerse las cosas y veía cómo reaccionaba la abuela a las demandas psicosociales de la época y por quién estaba influenciado social y políticamente. Es decir, que la influencia de Silveria Valdez en la constitución de la personalidad de Rafael Leonidas fue doble con el temperamento y con el carácter.

Rasgos de la personalidad de Trujillo

A manera de descripción, los rasgos son: Patrones sostenibles, duraderos, estables, que van caracterizados a una persona. Esa forma de nosotros comportarnos de la misma manera en situaciones diferentes nos va caracterizando tal cual somos y eso va tipificando la personalidad. Es decir, una persona puede presentar diferentes rasgos de la personalidad, o sea, alguien puede tener rasgos narcisistas, histriónicos, dependientes y diríamos que por ello no está mal, ni está enfermo; solamente cuando una persona en sus niveles de relación reacciona de forma inflexible, desadaptada, rígida e inadecuada de forma constante, se habla del trastorno de la personalidad.

Huelga decir que los rasgos son una predisposición a reaccionar de una manera concreta. Rafael Leonidas Trujillo Molina poseía diferentes rasgos en su personalidad, tenía rasgos narcisistas, obsesivos, histriónicos, paranoides y un trastorno antisocial de la personalidad, pero es bueno aclarar que no hay en la constelación de esos rasgos un narcisista puro o un histriónico puro. Es por eso que los biógrafos de Trujillo no pueden hacer la distinción entre el rasgo, el trastorno, la sicopatología y su forma de interactuar con los grupos sociales, que de forma psicodinántica describiremos más adelante en la sicopatología de esta olfateada personalidad, que es propio para el estudio de la psicología y de la psiquiatría.

Aspectos socioculturales de la personalidad de Trujillo

Los seres humanos son una expresión de su entorno sociocultural. Viven, trabajan, se relacionan, creen asimilar los valores, la ideología y se desarrollan partiendo del aprendizaje social y cultural de la época y las circunstancias que le ha tocado vivenciar.

¿Qué impacto provoca en un adolescente o un joven desarrollarse en un país con un gobierno dictatorial o democrático o un gobierno socialista? Dicho de otra manera, ¿qué efecto provoca en un joven que conviva en un marco ideológico donde es estimulado al colectivo social o un sistema donde es reforzado el individualismo y la competitividad o que viva en la pobreza rural dictatorial de un país pobre y limitado económica y socialmente? ¿Qué influencia tiene la familia, la escuela, la sociedad y el legado de cada uno de ellos en el pensamiento, en la conducta y en la forma de percibir, reaccionar y en el estilo de vida de las personas de cualquier país o de cualquier sociedad?

Rafael Leonidas Trujillo es el resultado social de su familia, de su sociedad y

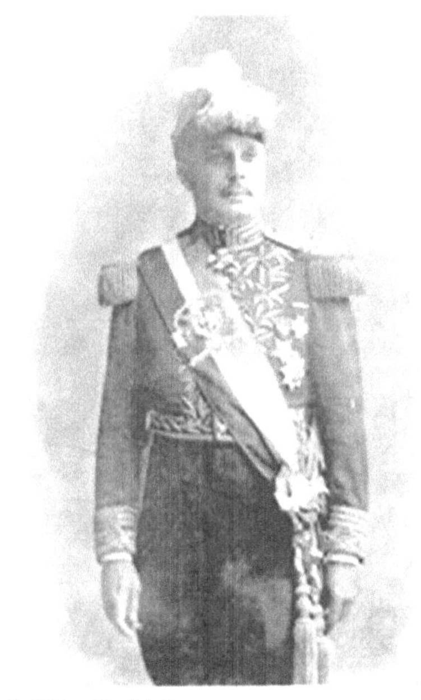

Rafael Trujillo Molina
un militar obsesivo con la limpieza
(imitando a Lilís)

del país donde vivió y se desarrolló. Socialmente, viene de una zona rural pobre y limitada, de una familia aglutinada, extensa, disfuncional y de un modelo no sano para el desarrollo psicosocial. Sus influencias políticas fueron Lilís, Santana y Báez, vivía con el regionalismo y el sincretismo cultural, religioso, de vida dual, lo bautizaron católico, tenía ancestros creyentes del catolicismo; aprendió a adorar a la Virgen de la Altagracia, de la que era devoto y también creía en el vudú de los ancestros de sus raíces haitianas. Era supersticioso, creía en la brujería, le temía a lo "malo", tenía creencias muy arraigadas sobre lo "divino y de lo terrenal"; como todo joven rural tenía la necesidad de ser un macho, poseedor de su caballo, una silla, un revólver y más de una mujer.

Como todo macho, nunca modificó sus actitudes: prepotencia, autoritarismo, carácter duro y don Juan hasta la muerte. Su ascenso económico y social estaba cifrado, como todo joven rural, en la guardia, las armas y el dinero, lo cual no es símbolo de status y mucho menos en una sociedad prejuiciosa, discriminativa y sectorizada por grupos sociales que se definían de "Primera" y él, Trujillo, de "Segunda", condición social que nunca aceptó, llevándolo a comportarse como un resentido social y conductual.

En cualquier sociedad la forma de comportarse y adaptarse a la diversidad social tiene que ver con la capacidad que tiene el individuo de identificar los riesgos y las conductas riesgosas de saber buscar el equilibrio a las diferentes problemáticas sociales sin llegar a ser un riesgo para sí mismo y para los demás. Como puede observarse, la cultura influye en todo lo que hacemos y lo que esperamos que otros hagan. Rafael Leonidas Trujillo poseía todas las características de un comportamiento que fue el resultado de su entorno sociocultural, que unido al componente biológico y psicológico, constituyeron el perfil de su personalidad.

Capítulo XI

Antecedentes psicopatológicos de Trujillo

Consideraciones psicodinámicas de Trujillo

Estudiar la personalidad, profundizar por parte e ir realizando los cortes por plano, es un trabajo de un clínico de la psicología o de la psiquiatría, pero donde se necesita ser un verdadero profesional de la conducta para poder sacar a flote las causas que originan las conductas, descubrir las vivencias, traumas, lo oculto, los porqué sin juzgarlos y poder establecer lo normal o anormal del comportamiento. Se trata de un verdadero desafío.

Trujillo ¿era sano o era un enfermo? ¿de qué padecía?, ¿qué personalidad tenía?, ¿dónde lo ubica la psiquiatría? Estas preguntas se repiten en la cabeza de cientos de personas, y empezaremos a darles respuesta desde una óptica psiquiátrica, psicológica y desde la sexología, a la vida familiar, trabajando y analizando en cada una de sus partes hasta llegar a su desconcertante personalidad.

La personalidad de Trujillo Molina

Parece que todos conocemos y hemos olfateado la personalidad de Rafael Leonidas Trujillo Molina. Diferentes autores lo han manoseado, pero hasta ahora ningún psiquiatra había entrado a los rincones ni había seguido la trayectoria psicobiográfica de su personalidad ni rastreado cada etapa de la vida de Rafael; sus influencias, la dinámica de la familia; sus rasgos, los traumas que dejaron impacto en sus emociones, sus afectos, y en su forma de relacionarse.

Del dictador no había una presentación que le diera repuesta a su comportamiento psicosocial ni sexual, a sus carencias y sentimientos de inferioridad que sirvieron de estímulo para el despliegue biográfico de su personalidad.

El trabajo de un psiquiatra es buscar, analizar y determinar los motivos conscientes e inconscientes de las conductas, sin involucrarse en los sentimientos, emociones, afectos de sus pacientes y menos darles respuestas prejuiciadas, ni juzgar las conductas de los demás en función de los condicionantes del propio psiquiatra y menos trazar pautas, ni decirles a las gentes qué hacer o no hacer con su vida. Desde esta perspectiva presentaré a Rafael Leonidas Trujillo. Una patobiografía de una personalidad con la que yo no viví, ni le conocí, y verlo a través de otras personas, sin recoger la información directa de los padres, hermanos, esposas y tener que obtener las informaciones de terceras personas: amigos, trabajadores de esa persona, amantes, fuentes bibliográficas; en fin, de los que lo idealizan y de los que le niegan y penalizan su propia existencia; y tener yo como trabajador de la Salud Mental que darle esta presentación y exponerla a otras personas; son de esas cosas que uno hace para la reflexión, el cuestionamiento, el aprendizaje social, sin esperar de entrada una validez, ya que la validez de criterio predice el rendimiento; y la validez predictiva se sitúa en el futuro.

¿La personalidad de Trujillo era normal o anormal? ¿Estuvo psicótico? ¿Cómo era en verdad? ¿Cómo era su forma de pensar, sentir, actuar y relacionarse? ¿Por qué como padre, abuelo y ser social, tenía modelos de actuar diferentes? Buscaremos la respuesta y ustedes sabrán quién era Rafael Leonidas Trujillo Molina.

La personalidad es un conjunto de rasgos sostenibles y duraderos que van definiendo la manera habitual de comportarse de una persona con su entorno social o en situaciones o en circunstancias específicas. Cómo Trujillo Molina podía ser cínico, simulador, limpio, organizado y perfeccionista, por otro lado vanidoso, arrogante, cruel, frío y distante, tenía un personaje que de forma hábil lo adaptaba a las circunstancias, salvo sus impulsos, emociones y su fragilidad para tolerar frustraciones que le traicionaban.

En la estructura dinámica de su personalidad tenía una fuerte tendencia hacia la búsqueda del placer, a la satisfacción y a la gratificación, ya sea del deseo sexual, deseo de poder, de fama, de belleza, de importancia. Esa necesidad de su "Ello", deseo o quiero y su necesidad insaciable por satisfacer sus impulsos lo llevaron a no posponer o evitar, o valorar riesgos o conductas riesgosas. Ejemplo en las violaciones sexuales, los acosos sexuales y su intolerancia a las frustraciones.

En una persona el "yo" de su personalidad juega un papel importante, diríamos fundamental para controlar o darles respuestas sanas y adaptables a las necesidades no resueltas, como poder frustrarse y seguir adelante; buscar la gratificación de lo que se quiere es un criterio pesado de funcionabilidad y de madurez psicoemocional.

El "yo" de Rafael Trujillo era un yo hiperinflado, incapaz de controlar sus deseos; más bien se juntaban y funcionaban hacia una misma dirección. Era un "yo" hiperinflado que le producía una percepción exagerada de su importancia, de esa necesidad de aprobación y reconocimiento. Para Trujillo Molina compensar el fuerte sentimiento de inferioridad, y de su identidad psicosocial no aceptada convertirlo en síntomas; recurría al complejo de superioridad, a la alta autoestima. Por lo que ofrecía, se proyectaba y se creía a sí mismo como un sujeto autoidealizado: sintiéndose más grande, más fuerte, más alto, más inteligente, más bondadoso, más de todo. El profesor de psicología Adler decía que el complejo de su superioridad oculta siempre un sentimiento de inferioridad anómalo.

La otra descompensación de su personalidad estaba en el "súper yo", que es la parte de la personalidad que tiene que ver con la parte ética y moral, aquélla que nos sirve de freno social para discriminar nuestras conductas, para distinguir lo bueno y lo malo; o sea, aquel impulso o deseo al que tenemos la tentación, necesidad y que el "yo" no puede controlar, posponer, esperar, frustrarse; el "súper yo" le da la respuesta definitiva con los valores, principios, vida moral y el modelo de referencia social que los padres, la escuela, la espiritualidad, la sociedad les enseña con la vivencia sana.

Dicho de otra manera; imagine que usted pasa frente a una tienda donde se exhiben prendas y collares preciosos. Al pasar, sus ojos y sus deseos le seducen. Entra, los toca y dice "qué cuestan?" La señora de la tienda le contesta "$50 mil pesos, es perla original". El joven queda anonadado e impotente: "¡que caro!", lo iba a regalar a mi novia, pero esto es imposible". Ante la frustración del deseo "el yo" en su pensamiento de forma rápida, el joven mira hacia los lados, por segundos puede pensar engañar a la señora que los muestra o esconder uno. El "súper yo" la parte ética y moral le dice: "Rafael no cojas eso, ¿qué dirán tus padres, tus amigos, tus vecinos?" Reacciona y vuelve el "yo", la parte inconsciente y le ayuda diciendo: "Señora, ¿en cuánto me lo deja, me lo da a crédito?, es decir, busca otras formas que le lleven a obtener su deseo sin representar un riesgo para sí mismo, ni para los demás. Como han podido hurgar es la parte más difícil de la estructura de la personalidad, paso a paso, de forma secuencial y topográfica, iremos haciendo los cortes plano por plano, desde los rasgos hasta el trastorno de la personalidad de Rafael Leonidas Trujillo.

TABLA 11.5
Lista de Horney de las necesidades neuróticas (y una breve descripción de cada una), que surgen del uso excesivo de varias estrategias para afrontar la ansiedad (adaptado de Horney, 1942-1945).

Necesidad neurótica de afecto y aprobación. Deseo indiscriminado de agradar a los demás y cumplir sus expectativas. Sensibilidad extrema a cualquier señal de rechazo o enemistad.

Necesidad neurótica de una pareja que se haga cargo de su vida. Sentir un miedo extremo de ser abandonado o de quedarse solo.

Necesidad neurótica de restringir la vida a límites muy estrechos. Ser muy poco exigentes, conformarse con poco, preferir pasar sin ser notado.

Necesidad neurótica de poder. Buscar el poder por el poder mismo, adoración de la fuerza y desprecio de la debilidad. También puede reflejarse en la explotación intelectual.

Necesidad neurótica de explotar a los demás. Usar a los otros para ventaja propia.

Necesidad neurótica de admiración personal. Tener una imagen inflada de sí mismo y desear ser admirado por eso y no por lo que en realidad se es.

Necesidad neurótica de logro personal. Desear ser el mejor y llevarse uno mismo a logros cada vez mayores como resultado de la ansiedad básica.

Necesidad neurótica de autosuficiencia e independencia. Alejarse de los demás, convertirse en un "solitario", rehusarse a vincularse con alguien o con algo por haber sido decepcionado en los intentos de obtener calidez y relaciones satisfactorias con la gente.

Necesidad neurótica de perfección y de ser inexpugnable. Tratar de hacerse infalible. Búsqueda constante de imperfecciones en uno mismo con el propósito de ocultarlas antes de que resulten evidentes para los demás.

Tomado del libro ***Teoría de la personalidad***:
Charles S. Garver, y Michael F. Scheir.

José Miguel Gómez

Rasgos histriónicos de Trujillo Molina

Nadie conocía ni olfateaba mejor a Trujillo que el Dr. Balaguer. Los rasgos de cada uno, distantes y tan diferentes, pero de relación complementada y sostenida. Uno esperó y jugó al silencio y al tiempo para ocupar la posición de Horacio Vásquez, y el otro, más circunstancial, esperó por 31 años la caída de Trujillo Molina. Dice Balaguer en *La palabra encadenada,* que "no era fácil saber cuándo Trujillo era sincero y espontáneo y cuándo estaba representando el papel de un actor en el escenario de la vida dominicana".

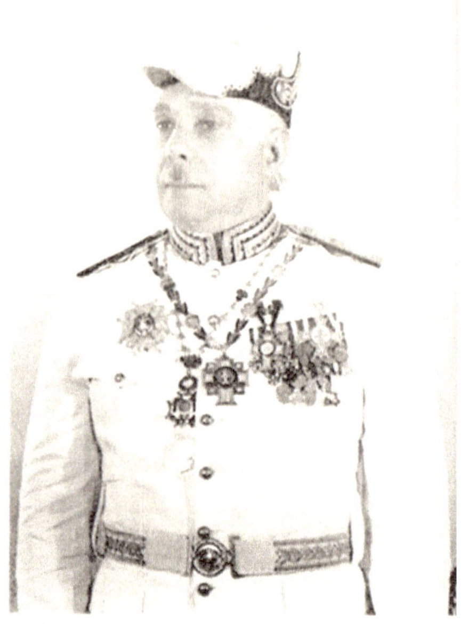

Rafael Trujillo Molina con medallas; le gustaban como todo histriónico y narcisista, para impresionar y satisfacer su "ego"

Gobernó durante más de treinta años con una máscara que nunca apartó de su rostro. Aún sus propios familiares y sus colaboradores más cercanos eran víctimas de la doble personalidad con que se manifestaba en cada uno de sus actos de gobernante. Continúa diciendo el Dr. Balaguer: "Hasta en sus momentos íntimos, en las ocasiones en que se apasionaba en algún círculo amistoso, conservaba su aire teatral y su sentido dramático de la misión que se consideraba llamado a desempeñar como guía y salvador del pueblo dominicano". Fingía a toda hora y en todas las ocasiones, como pueden ver, la persona de Rafael Leonidas era un teatro, el guión y el drama estaba con él; solamente necesitaba del escenario y ahí empezaba la actuación, nadie era más cínico, frío, calculador, manipulador y egocentrista que Trujillo. Le fascinaba ser el centro de la atención como histrión, llegaba a las fiestas bien vestido, entraba por el centro del salón, previo un aviso donde todo el mundo sabía que llegó el "Jefe", de pie todo el mundo, caminaba despacio, miraba entre ojo, coqueteaba y seducía de forma simulada, vestido de forma intachable, bien perfumado, el cabello brilloso con toque de vaselina y pasos seguros de macho conquistador. A la izquierda del salón, una mesa con varias mujeres, todas impecables, varias de él, casi todas sentadas como gallinas, esperaban por el gallo Trujillo, hombre que confiaba en sus espuelas y su pico. Al sonar la música, bailaba la primera pieza en medio salón. Era buen bailador, erguido y fuerte: Todos miraban y cuanto más miraban y decían "diablo que hombre", "mira eso, nadie como él", decían los adulones y reía Trujillo; el histrión se creía

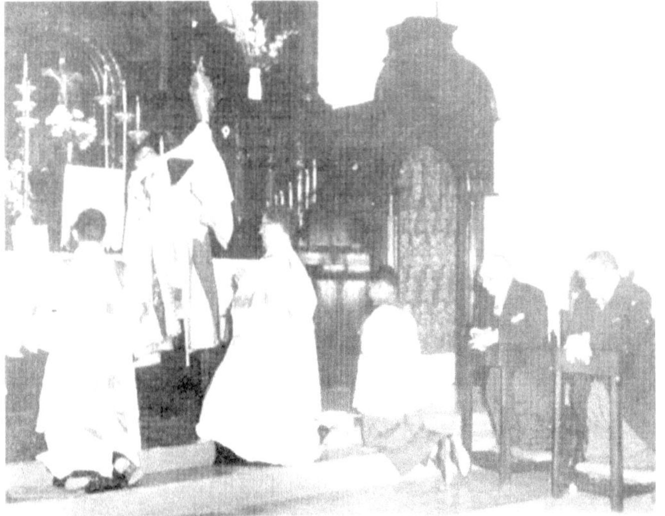

En ceremonia religiosa, el Benefactor de la Patria recibe la bendición impartida, con el Santísimo, por el Padre Clemente Schomber, en la iglesia de San Juan de la Maguana, junto al ilustre estadista, el senador Virgilo Álvarez Pina.

en su "yo" hiper-inflado que estaba al máximo y de esa hiper-inflada manera lograba ser centro de atención y mantener la percepción exagerada que tenía de su importancia.

Los rasgos histriónicos se caracterizan por la teatralidad, la dramatización, el egocentrismo y los sentimientos desproporcionados, que llevan a una necesidad enfermiza por llamar la atención. Esa forma única, fría y distante la ejercía de forma tan original que confundía a sus propios adulones y serviles. Dos ejemplos son elocuentes: el primero, cuando asesinaron a las hermanas Mirabal. Trujillo le preguntó al mayor Cándido Torres, encargado de los servicios de seguridad, "¿Qué hay de nuevo?", "¿Cómo están las cosas?" Apenas Torres hablaba fue interrumpido en forma preocupada y sorprendido por Trujillo: "¿Y no sabe usted que las Hermanas Mirabal han sufrido un accidente y es posible que ese crimen se achaque al servicio de inteligencia?" Con esas palabras confundía a Torres, al servicio de inteligencia. Esas cosas solamente las hace una persona de rasgos histriónicos, pero su falta de emoción y sentimientos, su ausencia de arrepentimiento era la expresión viva de una persona antisocial. Días después, para hacer gala de este trastorno antisocial pasando Trujillo frente al precipicio en donde las Hermanas Mirabal cayeron asesinadas detuvo su automóvil acompañado de Virgilio Álvarez Pina: "Aquí fue donde murieron las Hermanas Mirabal. Que Dios las tenga en gloria". Cuánto cinismo, cuánta hipocresía, cuánta ausencia de sentimientos y emociones. ¡Bárbaro!

El segundo ejemplo pasó con el crimen de su amigo y funcionario Marrero Aristy, quien era Secretario de Trabajo. Trujillo, que no toleraba la diversidad de opiniones y era exageradamente sensible frente a las críticas y a que le contradijeran, dispuso que un desalmado social como Johnny Abbes asesinara a Marrero. Cuenta el Dr. Balaguer que durante el almuerzo del Palacio el Coronel Luis Rafael Trujillo informó que hallaron muerto a Marrero camino a Constanza. Allí, en pleno silencio, de mirada ausente, Trujillo miró como solía mirar: Penetrante, cuestionador y culpabilizador cuando lo pretendía. Luciendo de nuevo su cinismo y teatro dijo: "Qué accidente más raro?" ¿Qué andaría buscando Marrero por Constanza? Nadie dijo una palabra. Horas antes todos sabían cómo Marrero le suplicaba, le pedía en pleno pasillo que le entendiera, que le perdonara, y pensar que todos allí almorzaron, deglutían sin el menor estrago. ¡Que bárbaros!

Rafael Trujillo Molina sabía fabular, tenía el arte de dividir amigos, de imaginarse cosas. Cuando tenía que ejercer la mitomanía y disponer del chisme, lo hacía como todo histriónico. En todas las biografías se habla de su capacidad para sugestionar, seducir e influenciar a los demás. Para colmo, cuando necesitaba de su labilidad afectiva, podía fingir dolor, aflicción frente a un problema o una enfermedad; se despedía y daba la ayuda, esa ayuda la hacía pública; así conseguía y reforzaba su personalidad, pero lo de Trujillo no tenía madre. En su histrionismo en pleno Vaticano, en presencia de su Santidad Pío XII, duró más de quince minutos arrodillado ante el Papa, sumiso, obediente, tranquilo y cristiano. Así consiguió impresionar a su Santidad. Con sus rasgos histriónicos manipuló hasta a su propia familia, a sus mujeres, e hijos. Cuentan que la noche de boda con Bienvenida Ricardo, en el momento de partir el bizcocho, ante la tardanza, desenfundó su espada de oro y partió el bizcocho. Allí fue donde dejó atónitos a los presentes, explica el escritor Manuel Rueda.

Estos rasgos histriónicos ayudaron como otros a Trujillo en su vida militar. Siendo soldado impresionaba a los americanos por su forma de taconear, vestía intachable, siempre erguido, dispuesto, rápido y daba gala de su rapidez y agilidad; cada instante que podía impresionar lo hacía. Tenía una excesiva emotividad y una búsqueda de atención, sufría y se frustraba si no conseguía este propósito. En el fondo, en lo visceral, era tímido; necesitaba suplir sus carencias y su complejo de inferioridad haciéndose sentir, necesitaba de ese algo, de esa vestimenta, del dinero, de muchas mujeres, de esa necesidad patológica de llamar la atención.

Los diferentes estudios en la clínica psiquiátrica hablan de la co-morbilidad de este trastorno; o sea, de la presencia o asociación de dos o más enfermedades a la vez en una misma persona. En los hombres histriónicos es más frecuente la asociación con la personalidad narci-sista; ambos van de la mano, se ayudan, se fortalecen y se complemen-tan, Trujillo tenía ambos rasgos y otros que para él fueron buenos y le dieron resultado. Para su familia, sus amigos y la sociedad no lo fueron. Los rasgos histriónicos son más frecuentes en mujeres de personalidad histérica; sin embargo, la conducta tanto en hombres como en muje-res está centralizada en la autogratificación, en actitudes egocéntricas; la afectividad es lábil, emocionalmente caprichoso y con tendencia a las explosiones emocionales. Necesitan aprobación e idolatría. Estos se convierten en su oxígeno día por día. Si realizan varias actividades que no concitaban la atención, el reconocimiento se descompensaba.

En el área sexual son seductores, románticos, conquistadores, sus compañeras o parejas pasan a ser sus víctimas; las usan, las toman, las dejan; los compromisos no son duraderos.

La entrega sentimental puede no ser real, pero saben fingirla en el fondo de sus vivencias. En aquel baúl donde desde niño guardamos cosas, existen grandes contradicciones de cómo fue percibido el amor materno y paterno. La duda frente a esas dos figuras importantes en la personalidad de un hijo es fundamental.

Esa dualidad de Rafael Leonidas Trujillo, no podían entenderla los dominicanos, pues seducía, amaba, ayudaba, odiaba, mataba, desacreditaba, cambiaba el ropaje y trama de forma espectacular, lo manifestaba todo, todo lo hacía posible. Así fue en todas sus relaciones. Lo que no podía imaginarse el histrión dictador es que todo lo manipulado, superficial e impuesto, no es duradero. Las ficciones son terminadas como cuentos. Fue así como terminaron los hijos del padre manipulador, permisivo y consentido.

Los rasgos histriónicos dan y aportan soluciones por corto tiempo, pero al final las víctimas de ese teatro, de ese drama, se cansan y terminan enfrentando el modelo inadecuado y disfuncional basado en relaciones huecas, superficiales y de vínculos pobres y existencialmente distantes.

**Criterios para el diagnóstico de F60.4.
Trastorno histriónico de la personalidad (301.50)**

Un patrón general de excesiva emotividad y una búsqueda de atención, que empiezan al principio de la edad adulta y que se dan en diversos contextos, como lo indican cinco (o más) de los siguientes ítems:

(1) No se siente cómodo en las situaciones en las que no es centro de la atención.

(2) La interacción con los demás suele estar caracterizada por un comportamiento sexualmente seductor o provocador.

(3) Muestra una expresión emocional superficial y rápidamente cambiante.

(4) Utiliza permanentemente el aspecto físico para llamar la atención sobre sí mismo.

(5) Tiene una forma de hablar excesivamente subjetiva y carente de matices.

(6) Muestra autodramatización, teatralidad y exagerada expresión emocional.

(7) Es sugestionable; por ejemplo, fácilmente influenciable por los demás o por las circunstancias.

(8) Considera sus relaciones más íntimas de lo que son en realidad.

Fuentes: DSM IV R. Año 1995.

Trujillo y sus rasgos narcisistas

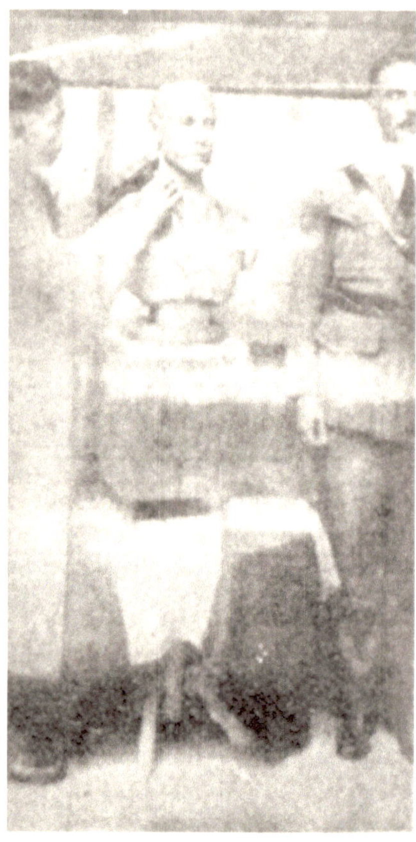

Rafael Leonidas Trujillo Molina
siendo capitán posa para su busto.
Parte de su narcisismo

La psiquiatría y la psicología presentan estudios bien documentados sobre el narcisismo. El maestro Sigmund Freud habló sobre ese amor desordenado y excesivo hacia uno mismo, así como una autoestima grandiosa. El narcisista es un ser vanidoso, con un "yo" hiper-inflado y una exagerada importancia de su personalidad.

Rafael Leonidas Trujillo Molina era una especie de don Juan, un hombre de muchas mujeres, amantes, concubinas, vanidoso y sexualmente amante de su pene y de su sexo. Su egolatría consistía en el culto a su personalidad; tenía la necesidad psicológica y afectiva de que se le reconociera y se le distinguiera. Al "Jefe" le gustaban los títulos, las distinciones, las condecoraciones que le reconocían y que lo adulaban; su predilección era que le llamaran el "Generalísimo Doctor" y "Benefactor de la Patria y Padre de la Patria Nueva". Su egolatría era tan grande que recibió los títulos "Primer maestro de la República Dominicana", "Primer periodista". Su exagerada percepción de su importancia lo llevó a sentirse más grande o importante que los padres de la Patria; se comparó o lo compararon sus adulones y él se sentía reforzado con aquello de "Dios y Trujillo". Sus retratos estaban colocados en las casas, en las calles, en las escuelas. El colmo de los colmos fue que Trujillo también se creyó médico y que podía tratar enfermedades.

Estos rasgos narcisistas en Trujillo empezaron en la infancia y la adolescencia. Fue el sobreprotegido, el consentido y aceptado por las abuelas; el más buenmozo de los hermanos, el que llevaba el nombre de Rafael, como el hotel "San Rafael" de su abuela Silveria Valdez; el que a los cinco años al salvarse de la difteria "vivió para algo importante". El adolescente Trujillo era parejero y le gustaba vestir limpio y formal. Lo describen como distinto de los hermanos y de los amigos de su época. Sin embargo tuvo un modelo de identidad de diversas influencias, identidad que en el "yo" de la personalidad de Trujillo era confuso, pues por la ausencia de afecto del padre periférico y de la madre pasiva y sumisa, se sentía aceptado y a la vez desprotegido.

La hipótesis psicoanalítica sitúa el origen del narcisismo en la crítica excesiva; en el desprecio o el abandono sufrido durante la infancia y la pubertad. Durante el desarrollo de la personalidad se van utilizando mecanismos psicológicos y psicoconductuales para darles respuestas a las frustraciones, fracasos, traumas, impactos psicoemocionales y sexuales.

Los narcisistas adoptan un complejo de superioridad, percibiéndose como más grandes, más hábiles, más inteligentes y una extrema seguridad en sí mismos y de auto eficiencia que le llevan a la vanidad, la arrogancia y la prepotencia; a sentirse seres especiales, privilegiados que deben estar en un primer plano, nunca en posiciones de subordinación. De ahí que los narcisistas no toleran desaires, críticas, ofensas y son sensibles al rechazo o a que no les tomen en cuenta.

Con sus rasgos narcisistas y su percepción exagerada de su importancia, Trujillo no aceptaba la diversidad social, la oposición a su persona, ni a su gobierno; no toleraba la crítica a sus familiares. Todo el que dudó y habló de la paternidad cuestionada de Ramfis, moría. El que no estaba con él, estaba contra él y su gobierno. Era arrogante y soberbio; vanidoso, todo un Don Juan, amante, seductor, "un puro macho", un gallo de buena espuela, mejor parado y erguido que todos los hombres; petulante, pretensioso e hipersensible, de pobre empatía y de afecto distante en sus relaciones.

En Rafael Trujillo Molina, sus rasgos histriónicos; narcisistas, paranoides y obsesivos se convirtieron en condicionantes para empujarle hacia lo que él quería, pero su inflexibilidad, sus rasgos antisociales y su inadaptación socioconductual para medir las consecuencias de sus actos lo llevaron a ser víctima de su talento mal administrado, convirtiéndose en modelo de referencia no sano para imitar socialmente ni conductualmente y mucho menos políticamente.

<table>
<tr><td>

Criterios para el diagnóstico de F60.8
Trastorno narcisista de la personalidad (301.50).

Un patrón general de grandiosidad (en la imaginación o en el comportamiento), una necesidad de admiración y una falta de empatía, que empiezan al principio de la edad adulta y que se dan en diversos contextos como indican cinco (o más) de los siguientes ítems:

(1) Tiene un grandioso sentido de autoimportancia (p. Ej.: exagera los logros y capacidades, espera ser reconocido como superior, sin unos logros proporcionados).

(2) Está preocupado por fantasías de éxito ilimitado, poder, brillantez, belleza o amor imaginarios.

(3) Cree que es "especial" y único y que sólo puede ser comprendido por, o sólo puede relacionarse con otras personas (o en instituciones) que son especiales o de alto status.

(4) Exige una admiración excesiva.

(5) Es muy pretensioso. Por ejemplo, tiene expectativas irrazonables de recibir un trato de favor especial o de que se cumplan automáticamente sus expectativas.

(6) Es interpersonalmente explotador; por ejemplo, saca provecho de los demás para alcanzar sus propias metas.

(7) Carece de empatía: es reacio a reconocer o identificarse con los sentimientos y necesidades de los demás.

(8) Frecuentemente envidia a los demás o cree que los demás le envidian a él.

(9) Presenta comportamientos o actitudes arrogantes o soberbias.

Fuentes: DSM IV R. Año 1995.

</td></tr>
</table>

José Miguel Gómez

Rasgos obsesivos de Rafael Leonidas Trujillo

Uno de los rasgos que más empujaron a Rafael Leonidas Trujillo a llegar adonde llegó fue su rasgo obsesivo, que empezó en plena adolescencia. Dice Germán E. Ornes, en *Trujillo pequeño César del Caribe*: "La gente que conoció al "Jefe" en aquellos días asegura que en él se desarrolló una temprana pasión por acumular tapas de soda y de botella de cerveza, así como otras chucherías; cuando descubrieron su "hobby", se dice que otros muchachos los llamaron "chapitas". Desde pequeño a Trujillo le gustaba coleccionar cosas; fue desarrollando la manía de guardar, coleccionar chucherías que parecían no tener importancia; sin embargo, en toda su vida adulta siguió coleccionando medallas, condecoraciones".

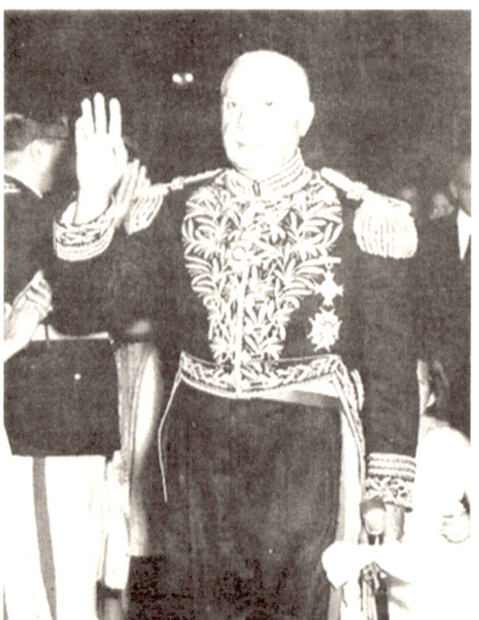

Rafael Trujillo Molina
como todo obsesivo

Siendo adolescente se destacaba por su forma de vestir limpio y aseado, meticuloso y con detalles que le hacía ser diferente frente a sus hermanos y grupos de amigos. Dice Germán E. Ornes, Pág. 95: "Siempre preocupado por su buena presencia como de su salud, Trujillo ofertaba extremada elegancia en el vestido y sus accesorios personales; aún cuando era un joven operador de telégrafo en su pueblo natal, trataba de vestirse por encima de su situación; actualmente recurre a los más elaborados uniformes y a las más inmaculadas ropas".

El Dr. Balaguer en su libro *La Palabra Encadenada* dice: que "El aseo personal, visible en la limpieza irreprochable del uniforme, rallaba en él en la exageración. El cuartel reforzó en él el amor a la pulcritud y al orden. Le molestaba sobremanera un mueble sucio o un escritorio lleno de papeles. Era puntual en sus citas, metódico en las comidas, sometía a un horario inflexible aún los actos más mínimos de la vida ordinaria; cuando llegó al gobierno y se improvisó como estadista, mantuvo esas normas con rigidez en las actividades oficiales". Pienso que los rasgos obsesivos de Trujillo se reforzaron más con la disciplina y el orden militar, pero esos rasgos, como puede verse, venían con Rafael Leonidas Trujillo desde su adolescencia y que le ayudaron en su trabajo como telegrafista, en su vida militar y en su carrera como estadista.

La personalidad obsesiva se caracteriza por el perfeccionismo y la rigidez; son extremadamente ordenados, detallistas, amantes del orden y la meticulosidad y la puntualidad. Estas personas tienden a frustrarse siempre y cuando las cosas no salen como las tenían previstas y si no se dan como lo habían programado. A veces son inflexibles y rígidos en las normas del comportamiento, es decir, muy estrictos. Imagínese al obsesivo de Trujillo como militar, cómo dejaba impresionado a los marines americanos: uniforme intachable, almidonado, bien planchado, botas extremadamente limpias; ordenado, disciplinado y apegado de forma tubular a las órdenes. Es evidente que estos rasgos también llevaron a Trujillo Molina a ser admirado por los superiores que le entrenaron en su vida militar.

El Dr. Marcio Veloz Maggiolo, en su novela, *Uña y Carne* dice "El Generalísimo tiene o tendría fama de pulcro, según afirman o afirmaban los que le conocían; siempre llevó o llevaba un cepillo de dientes en los bolsillos de su chaleco o de su americana o de su mochila de campaña. El cepillo y el jefe son como hermanos gemelos o más bien como uña y carne, comía y se cepillaba, bebía y se cepillaba, tumbaba doncellas y se cepillaba; aunque la mitad de su dentadura superior fuese un puente postizo con parte del cielo de la boca repujado en oro, cuando en los campos de San Cristóbal, su tierra natal, aprendió a hacerlo convirtiendo en cepillo de dientes varitas de guásuma o guayaba machacada para que transformadas en filamentos, penetrase las intersecciones, dejando limpios los entre-dientes". Lo que se quiere explicar es el ritual y la forma obsesiva por la higiene, la limpieza y la pulcritud más la inflexibilidad o el desajuste que se siente, si no pueden hacerlo de otra manera.

Trujillo era tan detallista que no resistía el sucio o el ruido de una gota de agua cayendo de una llave averiada o derramando agua. Cuentan que había una llave de agua que se derramaba en la entrada de la base de San Isidro y Trujillo no resistió ver eso. Fue buscó al Secretario de las Fuerzas Armadas, Pupo Román, lo paró frente al charco y lo insultó por esta negligencia, se fijaba en los detalles, era capaz de vigilar de forma cuidadosa y de arriba abajo la vestimenta de un soldado. No resistía Trujillo la impuntualidad, la informalidad, ni el desorden; todo tenía que estar en orden, su vida era un ritual; todo estaba previsto, empezaba a trabajar a una hora, comía a una hora, hacía ejercicios a una hora, iba donde su madre a una hora específica, visitaba a San Cristóbal día y hora establecidas, todo es parte de la vida de un obsesivo. Es decir, los obsesivos son dedicados al trabajo en forma excesiva, les gusta la productividad, el ahorro, son austeros, algunos llegan a la tacañería, son apegados a los objetos, les gusta guardar, coleccionar cosas, no se desprenden fácil de nada. Trujillo siempre tenía más de un pañuelo en sus bolsillos, cada vez que le saludaban y le daban besos en las mejillas se pasaba luego el pañuelo por la cara o por las manos. Uno de sus biógrafos, "Nanita", decía que Trujillo podría ser envidiado por un príncipe, ya que en cada una de sus

12 residencias tenía los mejores trajes confeccionados por los mejores sastres de Nueva York, Londres y París que trabajan para él. Al morir, dejó centenares de trajes, miles de corbatas, centenas de zapatos. Era perfeccionista en su forma de vestir y de presentarse ante los demás, limpio, siempre perfumado, de pelo y bigote arreglados, erguido y bien parado, comparón y presumido, puntual y disciplinado, que exageradamente limpio, intolerante e inflexible ante la informalidad en los actos públicos y su vida privada.

Huelga decirse que pocas veces se ven en la práctica psiquiátrica obsesivos puros o narcisistas puros. Más bien se ven personas que tienen rasgos o el trastorno obsesivo compulsivo. Es decir, Trujillo era rígido, inflexible y crítico, como todo rasgo obsesivo en su vida, pero no tenía el estilo ético, moralista y apegado a las normas que suelen tener los obsesivos. Estos rasgos ayudaron a Rafael Leonidas a ser constante, perseverante, obstinado en sus proyectos personales. Con estos rasgos llegaría, como lo demuestran las estadísticas en psicología y psiquiatría, a tener "éxito", con mayor tendencia a desarrollar proyectos, a ser más exitosos, salvo cuando es un trastorno obsesivo compulsivo que tiende a ser un trastorno disfuncional y desadaptativo para la persona.

Es evidente que estos rasgos unidos a otros hicieron que este joven de origen rural, de pobre formación académica, pero de mucha agilidad y habilidad mental, más los propósitos, metas y objetivos que deseaba en su vida los consiguiera por unas circunstancias que se dieron y que las personas se adaptan y acomodan a sus propósitos; propósitos, que no tuvieron en Trujillo la conciencia social para ponerla en el desarrollo colectivo, sino que como todo narcisista, obsesivo y antisocial lo observaría primero para él, segundo para los suyos y tercero para los allegados a él y a su proyecto personal. Ahí fue la parte de su disfunción del daño social y del aprendizaje político social negativo para las presentes y futuras generaciones de un país llamado República Dominicana.

Criterios para el diagnóstico de F60.5
Trastorno obsesivo-compulsivo de la personalidad (301.4)

Un patrón general de preocupación por el orden, el perfeccionismo y el control mental e interpersonal, a expensas de la flexibilidad, la espontaneidad y la eficiencia, que empieza al principio de la edad adulta y se da en diversos contextos, como lo indican cuatro o más de los siguientes ítems:

(1) Preocupación por los detalles, las normas, las listas, el orden, la organización o los horarios, hasta el punto de perder de vista el objeto principal de la actividad

(2) Perfeccionismo que interfiere con la finalización de las tareas, por ejemplo, es incapaz de acabar un proyecto porque no cumple sus propias exigencias, que son demasiado estrictas.

(3) Dedicación excesiva al trabajo y a la productividad con exclusión de las actividades de ocio y las amistades, no atribuibles a necesidades económicas evidentes.

(4) Excesiva terquedad, escrupulosidad e inflexibilidad en temas de moral, éticas o valores no atribuibles a la identificación con la cultura o la religión.

(5) Incapacidad para tirar los objetos gastados e inútiles, incluso cuando no tienen un valor sentimental.

(6) Es reacio a delegar tareas o trabajo en otros, a no ser que éstos se sometan exactamente a su manera de hacer las cosas.

(7) Adopta un estilo avaro en los gastos para él y para los demás; el dinero se considera algo que hay que acumular con vistas a catástrofes futuras.

Fuente: DSM IV R. Año 1995.

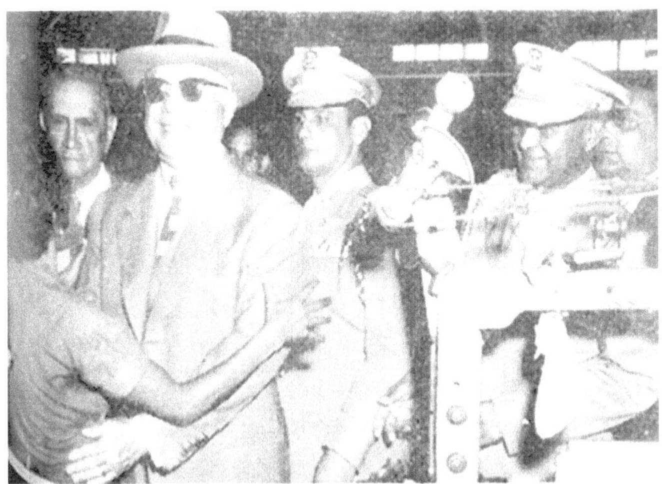

Rafael Trujillo Molina
saluda pero no mira a la cara, ni establecía afecto cuando no le interesaba

Rasgos paranoides de la personalidad de Trujillo

Uno de los rasgos de menos jerarquía y de menos sintomatología en Trujillo Molina es el Paranoide. Nunca estuvo psicótico, ni loco, aunque sí dos hermanos presentaron problemas mentales; y uno de ellos, Aníbal, se suicidó producto de la esquizofrenia que padeció.

Muchos de los comportamientos que presentaba Trujillo estaban influenciados por el contexto sociocultural de su origen y de la socialización que vivió. Tenía conductas supersticiosas, desconfiadas y hasta de influencia mágico-religiosa, pero no eran conductas paranoides. Los psiquiatras sabemos lo disfuncional, inflexible, desadaptativo y persistente de este trastorno que lleva a un deterioro de la vida funcional de quien la padece.

Sin embargo, el dictador tenía mirada penetrante, aguda, fina como quien se introduce en el otro; con esa mirada un tanto precisa, desalmada, que inquietaba a cualquier persona. Trujillo dudaba, era desconfiado, su actitud era siempre indagatoria, preguntaba de algo a sus funcionarios y por detrás mandaba a investigar "por si las moscas". Tan desconfiado era, que usaba el Servicio de Inteligencia Militar (SIM) para cualquier cosa, sin importarle su nivel de importancia. Hasta muchachas domésticas empleaba en casas de funcionarios y familias opositoras como forma de saber y de sentirse seguro y colmado de esa ansiedad, de esa intranquilidad que lo llevaba a dudar de los demás.

Otras actitudes de Trujillo eran la suspicacia, la desconfianza. Tenía un temor de ser envenenad., En algunos períodos llegó a esperar que otros tomaran o comieran primero antes de servirse de lo que todos comían o bebían, para asegurarse de que no corría peligro. Podría decirse que fue víctima de muchos ataques, de complot, y sabía que tenía enemigos y que tenía que cuidarse. Los familiares de una persona con trastorno paranoide establecen las fronteras, diciendo que no tiene enemigos, que su vida es común y corriente; sin embargo, se niega a comer porque piensa que la van a envenenar.

Otras de las características que tenía y que entran en sus rasgos paranoides eran sus rencores y resentimientos no resueltos; su inflexibilidad para perdonar, para olvidar desprecios o insultos. Era extremadamente sensible, lo que le llevaba a tener reacciones agresivas, con insultos, con pérdida de control de los impulsos y cambios tan severos en sus emociones que parecía contrariado. Esa hipersensibilidad psicológica de Trujillo lo llevó a cometer errores trascendentales en su vida como político, como militar, como padre, como hermano; es decir, estuvo frente a riesgos, a vulnerabilidades y a conductas riesgosas que pudo evitar.

Muchos de los biógrafos de Trujillo no podían interpretar estos tipos de conductas. Otros pensaron si era que estaba "loco", cómo era posible lo que hacía. Se preguntaban lo del atentado contra el Presidente Betancourt, la matanza de haitianos, el enfrentamiento con la Iglesia, el asesinato de Marrero Aristy, el horroroso crimen de las hermanas Mirabal y otras decenas de crímenes que se cometieron, en que el astuto, hábil e inteligente Rafael Leonidas Trujillo perdía la capacidad para medir y valorar las consecuencias. Lo traicionaban sus rasgos paranoides y su trastorno antisocial.

El Maestro E. Kretschemer describe de forma ejemplar, y el profesor Enrique Rojas lo recoge en su libro *¿Quién eres?* Dice el profesor Kretschemer sobre el carácter sensitivo típico de estos sujetos con rasgos o trastornos paranoides: "Son tímidos, sensibles, debilitativos, ansiosos, analíticos, escrupulosos y con una sensibilidad exagerada en los contactos sociales, tienden a inhibir sus reacciones iniciales, lo que los vuelve a ser insatisfechos y con tensiones acumuladas". Como hemos dicho, los conflictos mal resueltos, las circunstancias difíciles y con evidentes marcas de sufrimientos y la suma de fracaso de distintos signos forman un contexto en el que puede desarrollarse una reacción paranoica aguda. Por ejemplo, después de la desaparición de Galíndez, nos dice el Dr. Balaguer "Trujillo adquirió la costumbre de colocar el revólver cargado sobre su escritorio y mostrarse aun con los más íntimos, desconfiado y receloso. (Cosa ésta que pasó con Trujillo). Una gota de agua puede desencadenar una desconfianza extraordinaria que lleva al individuo a vivir siempre como si estuviera amenazado.

Trujillo Molina era voluble y con frecuencia tenía cambios de humor, cuentan los trabajadores de San Cristóbal que cuando "El Jefe" llegaba con lentes oscuros y antes de hablar, se detenía, miraba fijo, sabíamos que estaba molesto: Podía comportarse frío y distante, de forma cautelosa y reservada. En otras ocasiones usaba el sarcasmo, su humor negro y sus respuestas hostiles; no se sabía si lo que dijo era bueno o malo". Esos rasgos paranoides de desconfianza, suspicacia y de tendencia autoreferenciales dejaron en el pueblo dominicano todo un legado de conductas de tendencia paranoide, de creencia en la desconfianza, en el "gancho", en la duda, que es parte del colectivo social fruto de un estilo de vida y de gobernar que impuso Trujillo por 31 años.

<table>
<tr><td colspan="2">Criterios pata el diagnóstico de F60.0
Trastorno paranoide de la personalidad (301.0).</td></tr>
<tr><td>A.</td><td>Desconfianza y suspicacia general desde el inicio de la edad adulta, de forma que las intenciones de los demás son interpretadas como maliciosas. Aparecen en diversos contextos, como lo indican cuatro (o más) de los siguientes puntos:</td></tr>
<tr><td>(1)</td><td>Sospecha, sin base suficiente, de que los demás se van a aprovechar de ellos, le van a hacer daño o les van a engañar.</td></tr>
<tr><td>(2)</td><td>Preocupación por dudas no justificadas acerca de la lealtad o la fidelidad de los amigos y socios.</td></tr>
<tr><td>(3)</td><td>Reticencia a confiar en los demás por temor injustificado a que la información que compartan vaya a ser utilizada en su contra.</td></tr>
<tr><td>(4)</td><td>En las observaciones o los hechos más inocentes vislumbra significados ocultos que son degradantes o amenazadores.</td></tr>
<tr><td>(5)</td><td>Alberga rencores durante mucho tiempo, por ejemplo, no olvida los insultos, injurias o desprecios.</td></tr>
<tr><td>(6)</td><td>Percibe ataques a su persona o a su reputación que no son aparentes para los demás y está predispuesto a racionar con ira o a contrasta.</td></tr>
<tr><td>(7)</td><td>Sospecha repetida e injustificadamente que su cónyuge o su pareja le es infiel.</td></tr>
<tr><td>B.</td><td>Estas características no aparecen exclusivamente en el transcurso de una esquizofrenia, un trastorno del estado de ánimo con síntomas psicóticos u otros trastornos psicóticos y no son debidos a los efectos fisiológicos directos de una enfermedad médica.</td></tr>
<tr><td colspan="2">Nota: Si se cumplen los criterios antes del inicio de una esquizofrenia, añadir "premórbidos", por ejemplo, "trastorno paranoide de la personalidad (premórbidos)".</td></tr>
<tr><td colspan="2">Fuente: DSM IV R. Año 1995.</td></tr>
</table>

Capítulo XII

CONDUCTAS FÓBICAS DE TRUJILLO MOLINA

Nadie podría dudar de la fortaleza, de lo decidido y del valor personal que tenía Rafael Leonidas Trujillo Molina. En buen dominicano, era guapo y decidido, y como dictador era férreo. Produjo asesinatos, torturas, encarcelamientos y enfrentó varias conspiraciones; es decir, tenía un carácter fuerte y solía no temerle a nada. Aunque se describen los temores y miedos que tenía a las fuerzas ocultas: Brujería, hechicería, más bien eso se correspondía con aprendizajes socioculturales, propios del medio donde se crió y se socializó el dictador, quien era sumamente supersticioso.

Se describen algunos miedos y temores de Trujillo a cosas específicas: sentía temor a los aviones, pero nunca los evitó ni entró en pánico como para diagnosticarlo de fobia. Así mismo pasaba con los perros; los gatos no le gustaban. Diríamos que desde la infancia le tenía fobia a las culebras y a los ciempiés; además, los trabajadores del "Jefe" narraron que durante las visitas al campo y a la finca, notaban que si empezaba a tronar o si producían relámpagos el "Jefe" lo dejaba todo y entraba rápido para la casa y desde allí daba las órdenes. Como se ha podido notar, tener miedo o sentir temor frente a un animal, a una situación, al ambiente con un fenómeno atmosférico o a las inyecciones, a la sangre, son temores más frecuentes en la población general.

La característica esencial de la fobia específica, es un miedo interno y persistente a objetos o situaciones claramente discernibles y circunscritos. Además, en la mayoría de las ocasiones el estímulo fóbico es evitado, si bien puede experimentarse, aunque con sumo temor, según el manual diagnóstico y estadístico de los trastornos mentales. (DSM-IV).

En la mayoría de las personas, sin importar su carácter o temperamento, tienen algún tipo de temor o fobia. Conozco de psiquiatras que les tienen temor a los ascensores y otros que casi le da pánico montarse en aviones, Es más, el General Pedro Santana, dictador férreo como Rafael Leonidas Trujillo les tenía fobia a las cucarachas, mientras que su homólogo le temía a las culebras y a los ciempiés. Son conductas fóbicas del hombre fuerte y férreo que gobernó de forma dictatorial por 31 años a la República Dominicana.

<table>
<tr><td colspan="2">Criterio para el diagnóstico de F40.2
Fobia especificada (300.29).</td></tr>
<tr><td>A.</td><td>Temor acusado y persistente que es exceptivo o irracional, desencadenado con la presencia o anticipación de un objeto o situación específico. Por ejemplo, volar, precipicios, animales, administración de inyecciones, visión de sangre.</td></tr>
<tr><td>B.</td><td>La exposición al estimulo fóbico provoca casi invariablemente una respuesta inmediata de ansiedad, que puede tomar la forma de una crisis de angustia situacional o más o menos relacionada con una situación determinada. Nota: en los niños la ansiedad puede traducirse en lloros, berrinches, inhibición o brazos.</td></tr>
<tr><td>C.</td><td>La persona reconoce que este miedo es excesivo o irracional. Nota: En los niños este reconocimiento puede faltar.</td></tr>
<tr><td>O.</td><td>La(s) situación(es) fóbica(s) se evita o se soportan a costa de una intensa ansiedad o malestar.</td></tr>
<tr><td>E.</td><td>Los comportamientos de evitación, la anticipación ansiosa o el malestar provocado por la(s) situación(es) temida(s) interfieren acusadamente con la rutina normal de la persona, con las relaciones laborales, académicas o sociales; o bien provocan un malestar clínicamente significativo.</td></tr>
<tr><td>F.</td><td>En los menores de 18 años la duración de estos síntomas debe haber sido de seis meses como mínimo.</td></tr>
<tr><td>G.</td><td>La ansiedad, la crisis de angustia por los comportamientos de evitación fóbica asociado a objetos o situaciones específicos nos pueden explicar mejor la presencia de otro trastorno mental. Por ejemplo, un trastorno obsesivo-compulsivo, como miedo a la suciedad de un individuo con ideas obsesivas de contaminación; trastorno por estrés postraumático, incluido la evitación de estímulos relacionados con un acontecimiento altamente estresante; trastornos de ansiedad por separación, como evitación de ir a la escuela; fobia social (ejemplo, evitación de situaciones sociales por medio a que resulten embarazosas); y trastornos de angustia con agorafobia, o agorafobia sin historia de trastornos de angustias.</td></tr>
<tr><td colspan="2">Fuente: DSM IV R. Año 1995.</td></tr>
</table>

Capítulo XIII

Trastorno antisocial de la personalidad de Rafael Leonidas Trujillo Molina

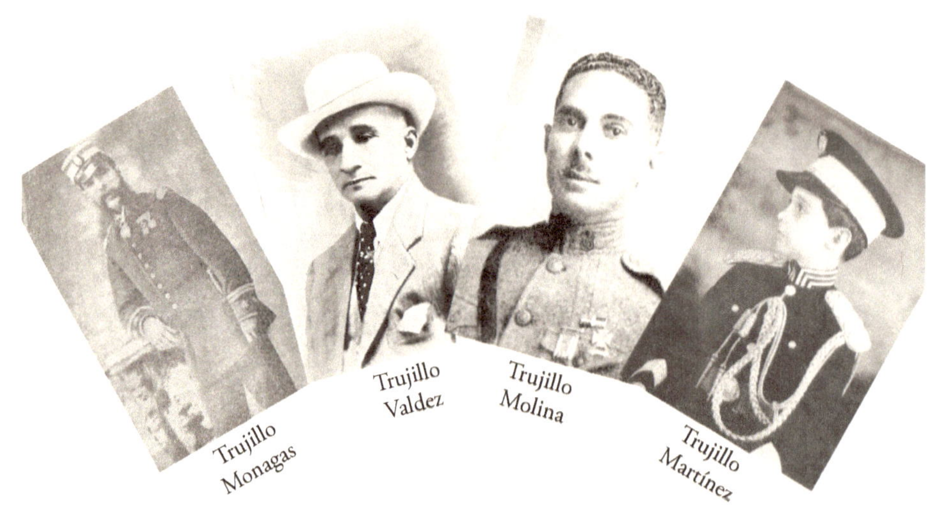

**Legado heredo-familiar
de cuatro generaciones de referencia social no sana**

Hemos explicado sobre los rasgos de la personalidad de Rafael Leonidas Trujillo Molina y también hicimos la diferencia entre rasgos y el trastorno de la personalidad. Además establecimos que Trujillo nunca estuvo psicótico, "loco"; pero en este capítulo donde hemos estudiado su patobiografía y su psicobiografía de forma fenomenológica, descriptiva y en el orden en que se estudia una persona desde el desarrollo biográfico de su vida infanto-adolescente, adultez hasta su tercera edad, hurgamos en su dinámica familiar, en su sexualidad, en su estilo de vida marital y social, en la conducta, en su comportamiento social y político. Al "Jefe" le hemos seguido los pasos desde la A hasta la Z, desde su mecanismo de defensa hasta la estructura de su personalidad.

Hablamos de sus rasgos: Histriónicos, narcisistas, obsesivos, paranoides de su personalidad. Ahora nos toca hablar del único trastorno que a nuestro criterio padecía Rafael Leonidas Trujillo Molina: El trastorno antisocial de la personalidad, lo que muchos conocemos como psicópatas.

Sabemos que el antisocial no nace, sino que se hace antisocial, que varios factores influyen para la aparición de este trastorno, que van desde los factores de riesgos psicológicos que pueden moldear la estructura intrínseca de la personalidad, que incluye el aprendizaje social anormal, que tiene un importante papel en el modelo de conducta que tuvo el niño durante su infancia, los factores genéticos, del tipo y dinámica familiar hasta la naturaleza de los factores sociales: Pobreza, hacinamiento, marginalidad, analfabetismo y carencia de un sentido de comunidad y movilidad social.

Desde adolescente, Rafael Leonidas Trujillo Molina había participado junto a los hermanos en conductas delincuenciales: hurtos, robos y transgresiones a las normas sociales. Germán E. Ornes en su libro *Trujillo: Pequeño César del Caribe,* dice: "En su primera juventud Trujillo vivió enredado con el código penal en más de una ocasión, fue declarado culpable y condenado por hurto y sentenciado a pasar un tiempo en la cárcel, luego pasó otro tiempo en la cárcel por falsificación, estuvo perseguido por la policía por otros delitos, pero logró eludir el castigo por escapadas temporales fuera del país.

Ya para los dieciséis años de edad, el joven Trujillo, convertido en operador del telégrafo incurrió en algunas trampas de tipo moral. Cuentan que estando en malas condiciones físicas y económicas por los predios de Boca Chica, donde fue recibido por el mayordomo, quien le preguntó: ¿Para qué sirve chapita? Y este contestó: "Pa cualquier cosa". Para el 1916 Trujillo pasa a formar parte de una banda de facinerosos conocidos como "La 44", que cometía todo tipo de atrocidades, robos, atracos y todo tipo de fechorías. Como pueden ver la característica de este trastorno antisocial es la violación y el desprecio por los derechos de los demás y un patrón repetitivo y persistente de violación a las normas establecidas que empieza desde la infancia y la adolescencia.

Aunque Trujillo Molina había ingresado al Ejército a base de mentiras como escribe en su solicitud: "En mi pueblo natal, San Cristóbal, a 30 kilómetro de esta ciudad, he pertenecido y pertenezco a la primera sociedad y mi edad es de 27 años; de estado casado". Al ingresar a la guardia sin importar disciplina, ni orden dentro de esta institución, al igual que sus trabajos anteriores, se prestó a apresar indebidamente, chantajear, desalojar, extorsionar, mandar a secuestrar y pedir rescate.

Se cuenta cómo fue acusado por estupro a Isabel Guzmán, de 17 años, en el campanario de la iglesia de Los Llanos de San Pedro de Macorís.

La sexualidad de Trujillo como antisocial está caracterizada por acoso sexual, violaciones sexuales, poligamias, infidelidades. Llegó a engañar, a manipular a costa de conseguir provecho o placer personal (sexo, dinero, poder).

Sin sentimiento ni arrepentimiento

Los estudiosos de la conducta humana, psiquiatras y psicólogos, sabemos que si algo caracteriza el norte del antisocial son la carencia de sentimientos y arrepentimiento de su conducta agresiva. En su mayoría son fríos, cínicos, falsos, manipuladores y sumamente hábiles para conseguir sus propósitos. Carecen de empatía y tienden a ser insensibles, menosprecian los sentimientos, derechos y valores de las demás personas. El Dr. Balaguer en su libro *La Palabra Encadenada* describe a Trujillo diciendo: "Su maldad es fría, inexorable como la guerra y la fuerza natural, indiferente al dolor, impasible ante el sufrimiento ajeno, las manos de estos caudillos brutales acaba de transformarse en una máquina con la indiferencia con que hiere un rayo o con que fulmina un decreto del destino". Continúa diciendo "La crueldad de que hizo gala Trujillo frente a sus adversarios políticos, trae a la memoria la de otros acertantes, exclamado con ademán autoritario". "No señor, a quien yo represento aquí es a Satanás". Fue también la única ocasión en que su pudor se manifestó en su arranque espontáneo ante una alabanza desproporcionada. Recuerden que ya una vez le preguntaron: "¿Pa qué sirve chapita?", a lo que contestó: "¡Pa cualquier cosa!"; o sea, esa era la percepción que tenía de sí mismo. Como todo antisocial, no entendía ni se ponía límites, no sabía de normas y menos de capacidad para valorar, discriminar y arrepentirse de su comportamiento.

Su discípulo sobresaliente, el Dr. Balaguer, vuelve a describirlo: "Pero al lado de estas cualidades positivas, poseyó otras que lo trasformaban en ser irritable, díscolo, versátil y vengativo. Resulta extraño que semejantes virtudes buenas y malas hayan podido encontrar cabida en un mismo hombre, en una misma alma, en un mismo pecho. La mano que se abría para hacer un bien, era la misma que se cerraba con optimismo para arrancar la vida a un ser humano. El mismo hombre que abrazaba contra su corazón a un amigo, era el que pisoteaba sin piedad por obra de un chisme o de un cambio de su temperamento voluble".

Rafael Leonidas Trujillo tenía las otras características propias del antisocial. Su impulsividad, su cambio de humor y de sus emociones, más su pobreza afectiva y de emociones positivas, su ausencia real de sentimientos positivos, esa carencia visceral de amor sin vínculos lo llevaron a asesinar funcionarios, amigos que le habían servido, a vivirle sus mujeres y sus hijas y luego decirlo. Un día exaltaba y elogiaba a su amigo y al otro día lo desacreditaba y lo ponía en el Foro Público, lo humillaba de la forma más despiadada. Esa falta de sentimientos, esa frialdad cadavérica, como a todo antisocial, le permitía comer y tragar tranquilo y saber que asesinaban a Marrero Aristy y a Martínez Reina y a su esposa embarazada y acudir a dar el pésame como si nada. Así era Trujillo; así se comportan los antisociales.

Esa falta de remordimiento frente al daño, al asesinato, al sufrimiento de familias, de ciudadanos, sólo podía entenderse por esta alteración. Ninguna persona que maneje con su vida, sentimientos, afectos, vínculos, valores, espiritualidad puede, ni es capaz de producir daño; no puede porque al producirlo sufre, padece, le duele el dolor y el sufrimiento de la otra persona, he ahí la diferencia.

Pero a decir verdad, el "Jefe" no era de esos psicópatas de cárceles ni de penitenciarios de poca monta, estúpidos y sin propósitos reales de proyectos, que no puede robar, asaltar con un propósito meramente personal. Trujillo Molina era un tipo de antisocial diferente, pues en su personalidad llevaba consigo otros rasgos importantes, como son el narcisista, histriónico, el obsesivo, paranoide, con un aprendizaje social y de influencias políticas. Trujillo era inteligente, tenía agilidad y habilidad mental, era astuto, tenía proyectos en su vida, sabía lo que quería y cómo conseguirlo. Muchas de sus conductas tenían un propósito, un objetivo, estaba detrás del poder de las fuerzas, del dominio, se valía de cualquier medio para conseguirlo y mantenerlo, no tenía escrúpulos para ello. Así fue Trujillo Molina: Un muchacho de conducta predilectiva y procedente de una familia disfuncional, de pobres vínculos y de privación de parte paterna con una madre cariñosa, pero sumisa, ausente y sustituida de su rol por la abuela paterna, Silveria Valdez, en la edad pre-escolar y escolar. Una familia que funcionaba completa hacia lo externo, pero mal internamente. En una familia en que los hijos se educan sin mando, sin aprender hábitos positivos de orden y esfuerzo (por desatención) se infiere que detrás de esa actitud paternal hay una inconsciente aprobación extraverbal y clandestina del hijo antisocial que realiza lo que el padre abandonó. De ahí que se adopta una conducta de sumisión, de resentimiento y pobreza afectiva hacia su figura y estrechos vínculos en las relaciones de apego. Producto de todo eso Rafael Leonidas Trujillo Molina padeció de un trastorno antisocial de la personalidad.

<table>
<tr><td colspan="2">

Criterios para el diagnóstico de F60.2
Trastorno antisocial de la personalidad (301.7).

</td></tr>
<tr><td>A.</td><td>Un patrón general de desprecio y violación de los derechos de los demás que se presenta desde la edad de los quince años, como indican tres (o más) de los siguientes ítems:</td></tr>
<tr><td>(1)</td><td>Fracaso para adaptarse a las normas sociales en lo que respecta al comportamiento legal, como lo indica el perpetrar repetidamente actos que son motivos de detención.</td></tr>
<tr><td>(2)</td><td>Deshonestidad, indicada por mentir repetidamente, utilizar un alias, estafar a otras por beneficio personal o por placer.</td></tr>
<tr><td>(3)</td><td>Impulsividad o incapacidad para planificar el futuro.</td></tr>
<tr><td>(4)</td><td>Irritabilidad y agresividad, indicado por peleas físicas repetidas o agresiones.</td></tr>
<tr><td>(5)</td><td>Despreocupación imprudente por su seguridad o la de los demás.</td></tr>
<tr><td>(6)</td><td>Irresponsabilidad persistente, indicada por la incapacidad de mantener un trabajo con constancia o de hacerse cargo de obligaciones económicas.</td></tr>
<tr><td>(7)</td><td>Falta de remordimientos, como lo indica la indiferencia o la justificación de haber dañado, maltratado o robado a otros.</td></tr>
<tr><td>B.</td><td>El sujeto tiene al menos 18 años.</td></tr>
<tr><td>C.</td><td>Existen pruebas de un trastorno disocial (v. Pág. 94) que comienza antes de la edad de 15 años.</td></tr>
<tr><td>D.</td><td>El comportamiento antisocial no aparece exclusivamente en el transcurso de una esquizofrenia o un episodio maníaco.</td></tr>
<tr><td colspan="2">Fuentes: DSM IV R. Año 1995.</td></tr>
</table>

Capítulo XIV

TRAMPAS DE LA PERSONALIDAD DE TRUJILLO

Concepto de trampa

Como todo ser humano, Rafael Leonidas Trujillo Molina es la expresión de una unidad biopsico-sociocultural; dicho de otra manera, estaba hecho de carne, huesos, y debilidades, y en última instancia, las debilidades son las que determinan o explican algunos comportamientos que se producen durante el desarrollo de la personalidad.

Un psiquiatra no se conforma con saber las causas de un comportamiento sino que busca los orígenes de éstas; determina cómo se fue construyendo la escalera psicoemocional de una persona, dónde están sus conflictos y limitaciones y qué resultado familiar y social deja como legado psico-conductual a las presentes y futuras generaciones.

Trampas son conflictos internos que limitan y desajustan, problemáticas que afectan en el día a día a las personas, llevándolas a ser seres humanos disfuncionales, angustiados, temerosos, inseguros, depresivos, violentos e intolerantes, vulnerables y miserables de su propia existencia.

Esas trampas van desde la baja autoestima, el resentimiento, el prejuicio, el complejo de inferioridad o de superioridad, hasta la impulsividad, la ausencia de vínculos, el analfabetismo afectivo, la manipulación, el oportunismo, la victimización y el egocentrismo. Esta y otras listas de conflictos ha imposibilitado a cientos de personas que como a Trujillo Molina no le permitieron ser nutrientes, menos tóxicas, más afectivas y con una vida más solidaria, más funcional para él y para los demás.

Al igual que cientos de personas, tenía trampas internas, pero sólo unos cuantos saben qué hacer y trabajan para superarlas. Hay personas que están llenas de trampas, pero no las aceptan, no las reconocen; otras las justifican, las racionalizan y quedan paralizadas de por vida.

Muchas personas podrían decir que Rafael Trujillo Molina fue una persona "exitosa", debido a que saliendo de una zona rural pobre y con apenas algunos cursos de primaria, de un país económicamente atrasado, como explica el profesor Juan Bosch, formó las estructuras de un Estado moderno, capitalista, aunque fue conseguido bajo el terror, el crimen, los asesinatos, la persecución, el chantaje y la cultura del miedo, que produjeron un daño psico-emocional y conductual en las generaciones de la dictadura y después de ella que se convirtieron en trampas para los grupos sociales organizados y no organizados, caracterizados por la anarquía, el resentimiento, el individualismo, los prejuicios, el oportunismo, la desinstitucionalización del país, la cultura del miedo y un aprendizaje social inadecuado para tener una autoestima sana, valores consagrados en las instituciones sociales: familias, escuelas, partidos, estructuras del Estado y la ausencia de un proyecto de nación colectiva, no individualista, ni sectorizada por grupos o por familias. Ese resultado psicosocial no fue un éxito, hoy por hoy fue y ha sido una trampa, una limitante que analizaremos con detalles en este libro.

Trampa: el resentimiento de Trujillo Molina

Si hay algo en que coinciden todos los biógrafos de Rafael Leonidas Trujillo es en describirlo como un ser lleno de resentimientos, producto de los múltiples rechazos, discriminación y conductas prejuiciadas de las que fue víctima. Se desarrolló en una sociedad social y económicamente atrasada, que según el profesor Juan Bosch se dividía entre gentes de "primera" y gentes de "segunda" y donde existía una "élite" cuyos miembros fueron bautizados como "los blanquitos de por allá adentro" y los otros "los de por allá atrás".

Trujillo fue rechazado en varias ocasiones por esa aristocracia de "primera". Pese a la pobre identidad individual y social de Trujillo Molina de no aceptarse en su grupo social de origen, tenía un desmedido afán por ascender socialmente, pero fue víctima de varios rechazos sociales sistemáticos que no fueron interpretados de forma adecuada produciendo daños psicológicos, conductuales y sociales.

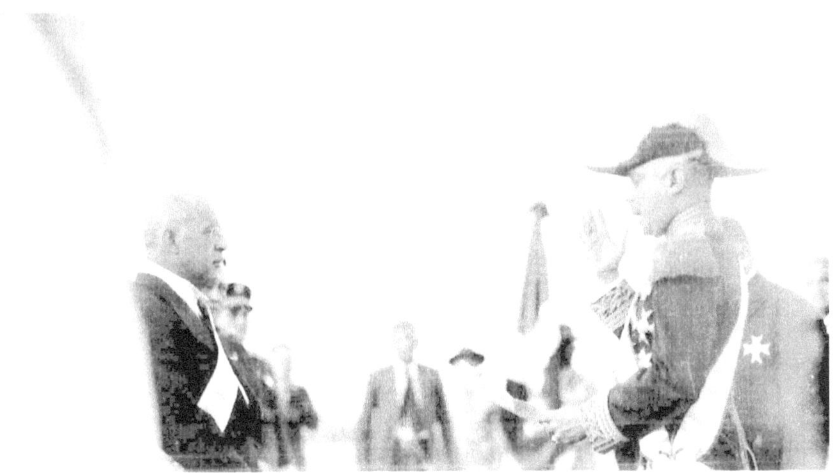

El Presidente Trujillo en uniforme de Generalísimo, dándole la bienvenida al Presidente de Haití, Vincent.

En 1915 Trujillo Molina le pidió al Lic. Ángel Morales, abogado de prestigio, perteneciente a la sociedad de "primera", que le bautizara a su primera hija; Flor de Oro. Ángel Morales declinó ser compadre de Trujillo Molina. En otras ocasiones, siendo Trujillo General del Ejército le negaron su ingreso al elitista Club Unión. También cuando iba a contraer nupcias con Bienvenida Ricardo le fue negado el club del pueblo siendo Coronel de la Guardia. ¿Qué podría todo esto representar para la vivencia de Rafael Leonidas Trujillo? La respuesta es, necesariamente, resentimiento social.

La psicología del resentido

El resentimiento es un dolor moral que se produce como consecuencia de haber sido maltratado justa e injustamente, que se acompaña progresivamente, de hostilidad hacia él o los causantes de éste daño. Por tanto, podemos concluir que resentimiento es igual a estar dolido y no olvidar, según el psiquiatra humanista Enriquez Rojas.

Para el Maestro Freud, en su teoría de la neurosis, el resentimiento es necesario para la maduración personal. Diríamos que es imprescindible, pero en el resentido, el trauma, el conflicto, la pena duermen en el alma. El éxito y la superación de otros le recuerdan sus traumas. Lo explico mejor: Una persona tiene una corbata o un carro, realiza un viaje y el resentido lo sufre, no porque el otro tiene esas cosas, sino porque le recuerda que él o ella no ha podido obtener esas cosas. Alguien puede pensar que lo anterior es envidia o celo, que por cierto son diferentes, la envidia es querer tener lo que el otro tiene, ya sea status, poder, dinero, belleza, mientras que los celos es querer retener lo que se tiene, produciendo miedo e inseguridad de perder lo poseído. Diríamos que la envidia y los celos son primos hermanos, pero no es lo mismo.

Los resentidos son seres mezquinos, por la carga de sus limitaciones, problemas y traumas almacenados donde no son capaces de canalizarlo hacia afuera de forma armónica y adaptativa, sino que lo guardan y terminan desajustando su personalidad, volviéndola resentida.

Rafael Leonidas Trujillo Molina acumuló resentimientos, lo que produjo su hipersensibilidad a la crítica, produciendo el ataque y la agresividad despiadada hacia los otros. Es decir, era una persona envidiosa, resentida, apático en su interior; se movía con cierto afán de carácter reivindicativo, pero al final estaba atrapado, alguien le recuerda su carencia llevando una pena muda, un silencio, un grito de inconformidad con la figura de "autoridad" del padre, la madre, los hermanos, los profesores, los amigos, alguien con quien no pudo compartir y por sus múltiples complejos se escondía, guardaba silencio, aumentando en el dictador Trujillo Molina el resentimiento no resuelto que cobró de una sociedad no culpable.

Rasgos del resentido social

Rafael Trujillo Molina era una persona de muchos contactos, pero de extraños afectos, distante, medible, calculador, vanidoso hasta el desborde, pero lo sabía ocultar. Una vez dijo: "No hay problemas en seguirme", explicando que no representaban temor alguno. Muchos no sabían de sus garras, pero él sabía el tamaño de sus uñas.

Los resentidos sociales son por demás inteligentes, astutos, saben esperar, buscan tener poder, dinero, status, ser jefes de cualquier cosa; y cuando llegan golpean, maltratan, humillan; no importa, todo el que entienden que es hormiga, lo pisan, se sienten elefantes.

Los clásicos de la conducta humana los perfilan como de poca empatía y de pobres afectos, hipócritas hasta el alma, capaces de cualquier cosa, prejuiciados con los demás, entendiendo el prejuicio como la actitud negativa que se tiene frente a alguien o hacia un grupo o institución que alguien represente, sin tener una base de sustentación racional del comportamiento.

Otras características de los resentidos son que tienden a ser influenciables, poco sinceros, ingratos. Su proyecto es lo primero, su causa lo principal. Son capaces de golpear, estropear, pisotear sin el menor sentimiento; conocen poco el sentido de solidaridad, y el sentido de vida social; siempre piensan, que la sociedad les debe algo. Rafael Leonidas tenía mucho resentimiento social y lo expresó en su conducta y en su estilo de vida, lo que se convirtió en una trampa para él y para el pueblo dominicano.

Trujillo: víctima de sus emociones y sus impulsos

Una de las trampas de la personalidad de Rafael Leonidas Trujillo Molina era el no ejercer buen control sobre sus emociones e impulsos. Hoy sabemos que ambos, emociones e impulsos, son adaptados socialmente. Trujillo era voluble e impredecible. Sus afectos estaban limitados y dosificados, pero de forma inexplicable cambiaba de humor y se llenaba de emociones negativas y perdía el control de sus impulsos, cometía acciones o conductas de las cuales no medía consecuencias; no valoraba los riesgos de sus actos ni de ciertas conductas riesgosas.

Diríamos que en sus 31 años de dictadura dio suficiente ejemplo de lo que estamos explicando. Varios de ellos son la matanza de haitianos en el año 1937, el secuestro de Jesús Galíndez, el asesinato de Marrero Aristy, los conflictos con la Iglesia, el asesinato de las hermanas Mirabal, el complot de asesinato contra del Presidente Rómulo Betancourt, de Venezuela.

Para explicar todo esto diríamos que Trujillo actuaba dentro de un estado emocional opuesto totalmente a la razón y a la valoración del riesgo.

Las emociones puesto que guían y dirigen el pensamiento y lo expresan a través de la conducta. La inflexibilidad y la rigidez de la personalidad de Trujillo no le permitían valorar en determinada circunstancia los problemas complejos con respuestas emocionales estables, manteniendo la racionalidad, o sea, aproximar al consenso lo que parecía no consensuado, y disminuir los riesgos y la vulnerabilidad.

En la medida que conocemos nuestras emociones y controlamos nuestros impulsos podemos discriminar mejor nuestros actos, y esto nos ayuda a cuidar de nosotros mismos y manejar nuestros conflictos, enfados, ansiedad, tristeza; implica también ser capaces de controlar nuestros impulsos.

Las emociones no son entonces ni racionales ni irracionales; más bien como expresamos al principio, son adaptativas. Trujillo Molina utilizaba lo que en psicología llaman emociones instrumentales, que son aquellas que se utilizan para influir en los demás, tanto consciente como inconscientemente. Él utilizaba el enfado, el miedo, el terror, la intimidación para conseguir el dominio, la sumisión, el control de las personas y del país. Las emociones instrumentales son las que los psicólogos sociales, los constructivistas sociales y los teóricos sistémicos reconocen como: "Roles o construcciones sociales". En lugar de tener dichas emociones, se perciben como si las personas las "mostraran" para producir ciertos efectos o en ocasiones porque el efecto les aporta ganancia concreta, según se explica en el libro *Emociones y Psicoterapias*.

	Emocionalmente Estable		Emocionalmente Inestable	
Introvertido	Pasivo Cuidado Reflexivo Pacífico Controlado Confiable Ecuánime Tranquilo	Flemático	Silencioso Pesimista Solitario Sobrio Rígido Mal humorado Ansioso Reservado	Melancólico
Extrovertido	Sociable Comunicativo Parlanchín Sensible Fácil de tratar Vivaz Despreocupado Dominante	Sanguíneo	Activo Optimista Impulsivo Alterable Excitable Agresivo Inquieto Quisquilloso	Colérico

Fuente: *Teoría de la Personalidad.* Charle S. Garver y Michael E. Seller; pág. 66.

Trujillo y el chisme social: Una trampa

Narra el Dr. Balaguer cómo a Rafael Leonidas Trujillo Molina le gustaba el chisme. Durante el almuerzo en pleno Palacio Nacional aceptaba que le contaran hasta los problemas personales más íntimos de las familias más distinguidas. "Jefe la que está embarazada es la hija de la familia de fulano, tan aristocrático y tan moralista", y eso a Trujillo le producía placer. Del chisme se valió como cualquier otra de sus trampas. A través de éste dividió amigos, familias, funcionarios, indispuso medio país. El chisme en la dictadura tuvo una connotación social de primer orden. Del foro público a través del periódico *El Caribe* se valía el "Jefe" Trujillo para humillar, desacreditar y desprestigiar a quien fuera, no im-

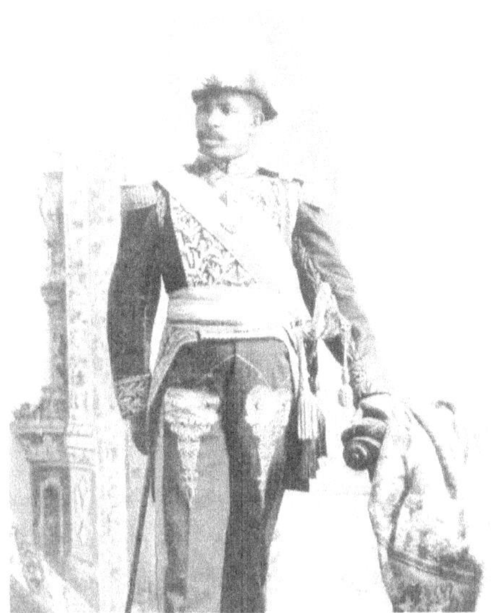
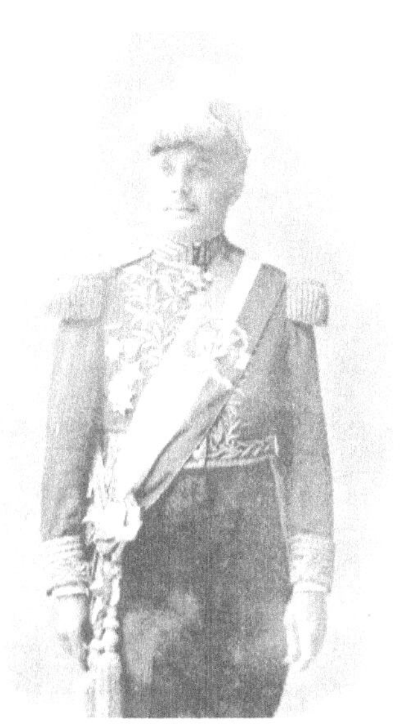

Rafael Trujillo Molina imita a "Lilís" en vestimenta

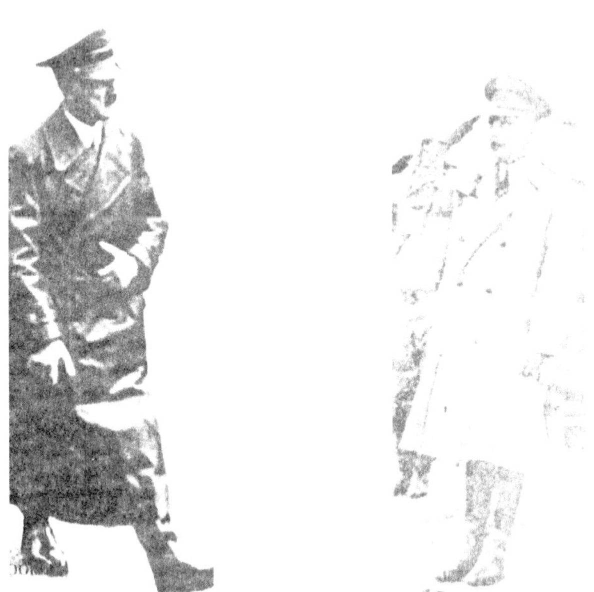

Rafael Trujillo Molina imita a Hitler en la vestimenta militar portaba la posición social, si era amigo, o funcionario, el chisme lo difundió como una enfermedad, tan temible como una plaga.

Trujillo Molina fue criticado, humillado, discriminado. Por eso se volvió un hipersensible, un resentido social al que le fue difícil adaptarse socialmente.

El chisme: Un producto

La envidia, los celos, el orgullo son sentimientos complejos basados en valores culturalmente adscrito, pero el chisme es una conducta, un estilo de vida utilizado por personas limitadas psicoemocionalmente; resentidas, temerosas, inseguras, vulnerables y llenas de carencias. Ustedes conocen de personas chismosas que indisponen parejas, amistades, rompen grupos, crean conflictos entre compadres y amigos.

Al chisme lo sostienen la envidia, el rencor y los resentimientos. El chismoso tiene la habilidad de olfatear la circunstancia, saber cuándo intervenir para crear el malestar. Hay chismosos de profesión, pero también por enfermedad, gente que no sabe callar, que no puede ver afectos entre amigos: Los enfermos del chisme social son artistas de sus limitantes, manipulan, hacen teatro, simulan situaciones, saben hasta victimizarse para que les crean y les cojan pena.

El chismoso es una plaga social que tiene el arte de irse por debajo de la alfombra y estornudar para contaminar el ambiente; abunda en cualquier parte, no tiene clase social predilecta, ni color, ni religión, está en cualquier sitio. El estilo de vida y la conducta de la que se sirvió Rafael Trujillo Molina fue del chisme social, lo usó como un arma mortal, lo impuso como mecanismo temido y con un resultado socialmente aprendido. Es hoy por hoy un legado reforzado y sostenido para mal de éste país y de los grupos que lo sustentan, creyendo que es parte de una habilidad, y no se dan cuenta que es una desgracia social, una trampa, una limitación social.

Trujillo: Percepción exagerada de su propia importancia. Una trampa

El "yo" hiper-inflado de Rafael Leonidas Trujillo Molina lo llevaba a percibirse, más grande y más necesario que todo ser humano. Tenía lo que se llama una exagerada importancia de él mismo. De ahí su conducta deególatra y megalómano que socialmente lo llevó a hacer el ridículo. Cuentan que una vez puso un anuncio en un periódico donde él pedía que el que tuviese problema de salud, podía ir donde Trujillo Molina, pues supuestamente él sabía qué recetar para las enfermedades.

Aceptaba todo tipo de cosa que lo llevaran a tener su autoestima en el techo. El Pico Duarte era el Pico Trujillo, la ciudad Capital era Ciudad Trujillo; él era el dueño de su familia y de las ajenas; violentó los espacios de familias, parejas, instituciones, no respetó las normas ni las costumbres ni la intimidad de las personas.

En el fondo esa sentida necesidad de sentirse admirado era la expresión de una carencia, de un complejo de inferioridad no resuelto, que llevaba en su interior.

Esa percepción exagerada se convirtió al final en una trampa, donde esa aceptación y respeto estaban basados en el temor, en el miedo, la manipulación y el chantaje. Una trampa tan grande, que llevó a sus hijos a la disfunción familiar y a la inadaptación social, debido a que les construyó y les manipuló la existencia; los hizo sentirse grandes e importantes, sin comprender que la fuerza y la seguridad las da el conocimiento.

Además, su identidad social no aceptada desde su adolescencia, esa negación visceral de sus orígenes, lo movilizaban a buscar posición social, status social; tenía metido entre ceja y ceja la necesidad de hacer fortuna, tener poder; era un hedonista de cuerpo entero. Esa percepción exagerada lo llevó a desarrollar su rasgo narcisista, a ser un ser vanidoso y necesitado del reconocimiento social, de la adulación. Sin esos espacios donde la figura de Trujillo era el centro y el motivo principal o el actor que se roba el show; el Generalísimo sentía, como todo histriónico, la necesidad de admiración, de no lograrlo, se frustraba, se sentía molesto y perdía la capacidad crítica y la discriminación de su conducta. Es por eso que decimos que era víctima de una percepción exagerada de su importancia.

Capítulo XV

TRUJILLO
VÍCTIMA DE SU PROPIO TALENTO

La motivación, la disciplina y el talento son condiciones indispensables para cualquier político que como el dictador buscaba el poder y la realización de un proyecto personal. Diríamos que el talento es una condición para seguir adelante, un sentido de utilidad y de trascendencia que junto al carácter y a la perseverancia facilita el "éxito".

Tenía talento, y diríamos que como político logró la meta principal, que es el poder; recuerdo haber escuchado a políticos decir "en política todo se vale". El "Jefe" se valió de todo y a todo jugó y de esa manera convirtió su talento en una trampa. Es decir, tener talento y no saberlo administrar constituye una trampa. De qué vale tener talento y la autoestima por el techo para entregárselos a los que carecen de él, con su resentimiento, su narcisismo y la percepción exagerada de sí mismo rompió con la condición humana, con los valores, con el compromiso de ser para otros y vivir para los demás, sin llegar a ser mártir ni de usted ni de nadie.

Las personas que son víctimas de su propio talento son enfermos de su inteligencia y de su fama. Tener talento y no tener humildad, sencillez, decencia en el trato, delicadeza y un estilo de vida sin resentimiento, ni prejuicio, ni conducta irreflexiva es ser una persona altamente tóxica.

La historia está llena de personas que lucharon más de la mitad de sus vidas por una causa, por un propósito, lo obtuvieron y con los años se fueron desvalorizando y perdieron la consistencia ¿Qué pasó? No supieron administrar su talento, sus emociones,

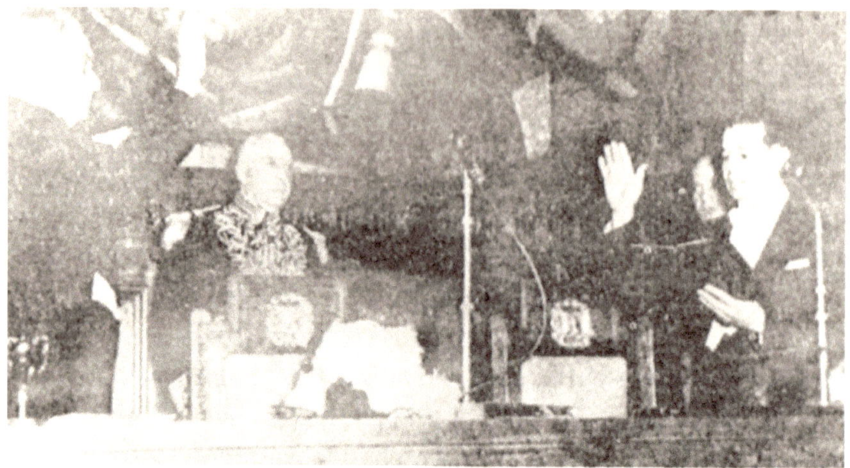

En agosto de 1960, Balaguer se juramenta como Presidente de la República como parte de la farsa para consumo externo, que buscaba dar la impresión de que el régimen se liberalizaba.

sus impulsos, las causas fueron más dañinas que los propósitos. De ahí que desde el punto de vista psicológico se puede decir que el dictador fue víctima de su propio talento.

Ese talento que se sostenía en los rasgos obsesivos de su personalidad se iba opacando por otros rasgos inflexibles, y por las conductas llenas de riesgos y conductas riesgosas que solía tener Rafael Leonidas. Lo dañaba su trastorno antisocial y era por eso que los funcionarios, colaboradores e intelectuales estaban confundidos, no sabían qué esperar del "Jefe", quien era voluble, cambiante, impredecible. Esas habilidades y agilidad mental que poseía, más ese talento y la disciplina, la organización que tenía como todo rasgo obsesivo, quedaban opacados y al final se convirtió en un resultado conductual y social negativo para el propio Trujillo y para el país.

Como se podrá reflexionar, tener talento y voluntad son condiciones imprescindibles para el desarrollo psicosocial de una persona, pero cuando el talento no se sabe administrar, se convierte en un obstáculo, en una trampa, que al final hacen salir a relucir lo más negativo y más dañino de la personalidad.

Capítulo XVI

TRUJILLO Y SU RIGIDEZ PARA ADAPTARSE A NUEVAS CIRCUNSTANCIAS

La mayoría de biógrafos de Rafael Trujillo Molina se preguntaban por qué se le dificultaba volver hacia atrás o retirarse cuando los americanos le propusieron ceder y retirarse en aquellas circunstancias donde su dictadura era inmanejable. Él, Trujillo, daba por garantía su habilidad y agilidad mental para seguir en el poder político.

La vida y la inteligencia de cualquier persona, que constantemente socializa con grupos sociales, está basada en luchar, ceder y retirarse; los adultos que están sometidos a todo tipo de estresores, y no saben adaptarse, asimilarlos o comprenderlos de manera lógica y racional pueden sufrir desajustes y trastornos emocionales o desadaptación social. El dictador era inflexible e inadaptable emocionalmente, más que verlo como guapo y desafiante. Su trastorno antisocial, su narcisismo y la percepción exagerada de su importancia, de su poder y de su necesidad simbólica que había desarrollado, más la mitología de su personalidad reforzada por sus serviles y adulones, se hacía incomprensible e imposible entender las circunstancias y lo vulnerable que era.

Existen tres conceptos de inteligencia. El primero se relaciona con la capacidad para adaptarse a nuevas circunstancias; el segundo, saber adaptarse a los grupos sociales, aceptando las diferencias; y tercero, saber qué hacer cuando otros no saben qué hacer, ¿cómo pueden reflexionar? Trujillo, estaba entre la resignación y el desa-

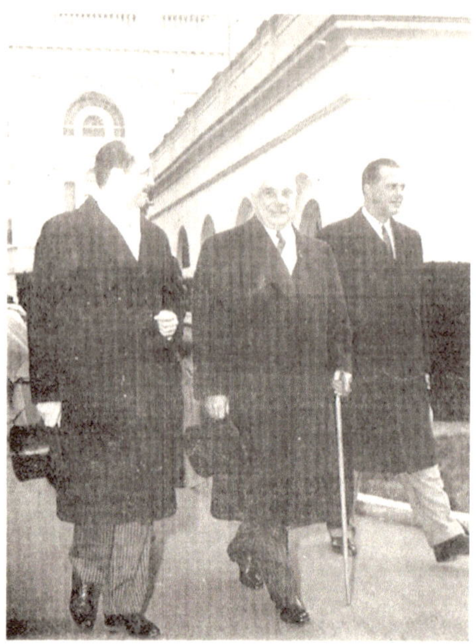

El ex presidente de la República Dominicana Rafael L. Trujillo Molina, el embajador dominicano Luis F. Thomén y Manuel de Moya abandonan la Casa Blanca, después de una visita al Presidente Truman.

fió, olfateaba y tenía la percepción de que algo malo le podía pasar, al decir de su amante Mony Sánchez, quien dijo que Trujillo le había comunicado que algo se tramaba en su contra.

La rigidez, la inflexibilidad para adaptarse a nuevas circunstancias fue una trampa de su personalidad. Su talento mal administrado, más sus emociones inadaptadas y la percepción exagerada de su importancia, le impidieron comprender que en toda actividad se lucha, se cede y se retira o para siempre o para cuando las circunstancias sean favorables. Así fue como esperó que cualquier cosa pasara, sin importar si se tratara de su propia vida; además, Trujillo Molina, como todo símbolo, como todo mito y su divinidad social, dudaba que algo malo le pudiera pasar. Era el hombre más grande, más importante, dueño de su país, de su gente. Con la rigidez y la inflexibilidad de este personaje era normal que esperara, que desafiara y terminara, como pensaba y como actuaba propio de una persona antisocial con la que se muere, sin importar las circunstancias.

No valoró consecuencias ni circunstancias; había enfrentado varias batallas, había sumado conflictos, nuevos enemigos que surgían a diario. Por otra parte, el dictador férreo se había desgastado, sus habilidades no eran las mismas. Para Trujillo Molina se hacía incomprensible aceptar aunque sea la posibilidad de tener que huir, escapar o ser desterrado. Su condición de macho, de narcisista, su egolatría y su megalomanía se lo impedían. Prefería ser vulnerable, correr los riesgos y esperar, sin importar lo que pasara. Cayó el 30 de mayo fulminado a balazos, en una circunstancia en que sólo su rigidez e inflexibilidad lo hicieron incapaz de prever o evitar.

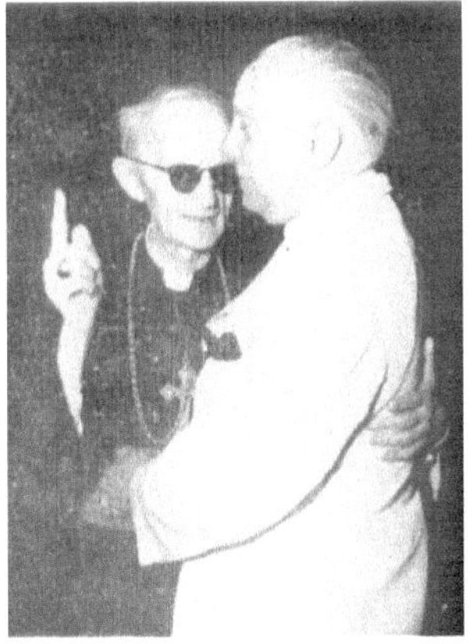

Rafael Trujillo saluda al representante de la Iglesia Católica Monseñor Pittini.

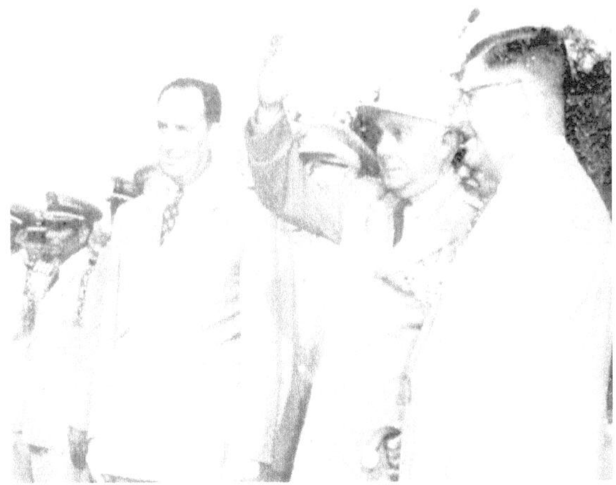

Rafael Trujillo saluda a visitantes extranjeros, que insistían en que dejara el poder.

Capítulo XVII

Las relaciones interpersonales de Trujillo

Una de las condiciones que valoramos los psiquiatras para establecer el perfil de funcionabilidad y adaptabilidad social son las relaciones interpersonales y la integración a los grupos sociales que tenga una persona, o sea, su capacidad para aceptar y convivir dentro de la diversidad social, tolerando las diferencias y consensuando los posibles conflictos que aparezcan, habla de la flexibilidad de una persona y de su adaptabilidad social.

Una de las tantas características del dictador era su intolerancia, sus prejuicios, su inflexibilidad y la incapacidad de manejar la crítica y poder mantener relaciones duraderas y sanas.

En esa dinámica social Trujillo era conflictivo, desafiante, hipersensible. La mayoría de las veces era víctima de sus impulsos, de sus emociones inadaptadas, del egocentrismo personal que lo llevaba a tener dificultades con los amigos; no hay un amigo con el que Trujillo no tuviese una diferencia importante. Los que trabajaban con él no sabían cómo iba a responder hoy o mañana, tenía un comportamiento en la mañana y en la tarde era diferente. Sus emociones y sus conductas no eran medibles, nadie sabía qué pasaría con el "Jefe", quien era desconfiado y suspicaz, disciplinado, ordenado y extremadamente limpio y organizado; nadie sabía qué esperar de un amigo como Trujillo, vanidoso y narcisista, pero también resentido y prejuicioso. En el fondo nadie sabía qué pasaba en la psiquis de Trujillo, esa ambivalencia tenía a los amigos en zozobra, y para colmo Trujillo como todo antisocial utilizaba el chisme, la intriga, el descrédito para dividir amigos, familias y personas íntimas; usaba a los amigos según la conveniencia y la utilidad, según el momento y según las circunstancias, si fallaban y no le eran útiles en el momento o en la circunstancia, entonces sin ningún remordimiento, sin ninguna gratitud los desacreditaba o los asesinaba; y cuando no, los hacía pasar el ridículo con su humor negro.

Las relaciones interpersonales las cultivan y mantienen las personas que tienen inteligencia emocional sana, o sea, aquéllas que son flexibles, tolerantes que pueden aceptar vivir con las diferencias, pero también aquéllas que han tenido un aprendizaje social sano y que les han dado salidas racionales y lógicas a las trampas y frustraciones durante su desarrollo social.

Hoy por hoy las personas con rasgos narcisistas, antisociales y paranoides son las que mayores dificultades tienen para establecer relaciones sanas y duraderas, y el dictador tenía en su personalidad esos rasgos y características.

Todo el que habló en privado o en público mal del "Jefe" fue castigado y asesinado: Jesús de Galíndez, José Almoina, a esos dos no les perdonó Trujillo que pusieran en duda la paternidad de su hijo Ramfis. La misma suerte correría Marrero Aristy. Los maltratos a Peña Batlle, a los hermanos De la Maza, entre otros.

Entre esas relaciones interpersonales caóticas en que Trujillo Molina humillaba a los amigos de forma inhumana y podía golpear lo más profundo de un ser humano: Su dignidad, sus valores personales y sociales; ustedes se pueden imaginar acosar sexualmente a la esposa o una hija de un amigo y funcionario del Estado. Trujillo Molina esperaba cualquier reunión social o de gobierno para decirlo en público. Así era como salía de él su falta de afectividad sana, su falta de solidaridad, de arrepentimiento e incapacidad para ponerse en lugar de otro.

Esas relaciones interpersonales eran frías y distantes, pero a la vez parecían llenas de camaradería, aunque al día siguiente saliera ese compadre, ese amigo en el foro público desacreditado, desprestigiado y "destutanado" de sus funciones.

El dictador manipuló a sus hijos, a sus amigos, a sus hermanos. Tenía como todo rasgo obsesivo el olfato bien desarrollado para saber a quiénes y cuándo utilizar para sus fines y propósitos; sabía tocar puertas y sabía quién estaba detrás de la puerta, era extremadamente hábil y cínico, simulador y teatrista, como cualquier histrión, para ponerse el ropaje de acuerdo a la circunstancia. Otros de los rasgos que son sumamente difíciles de mantener con vínculos duraderos, ya que las personas con rasgos histriónicos como Trujillo Molina son superficiales, huecos, egocentristas, livianos y poco transparentes en los vínculos. Estas personas siempre esperan ganancias y resultados favorables de cualquier relación, de lo contrario no la establecen.

Podríamos decir entonces que las relaciones más duraderas y sostenidas de Rafael Trujillo Molina estaban complementadas a través de carencias y reforzamientos de insatisfacciones no resueltas. Se trata de las relaciones de Trujillo con Moya Alonso, Roberto Despradel, Rafael Paíno Pichardo, Anselmo Paulino y Trujillo con Balaguer.

Relaciones complementadas de Trujillo y Balaguer

El profesor y el alumno que más se socializaron, que más química hicieron, que estaban simétricamente entendidos y sostenidos, algo más que la abstracción que no existía por el alumno, era que los rasgos de cada uno se acomodaban, tenían cada cual ese no sé qué, que le faltaba al otro. Rafael Leonidas Trujillo y el

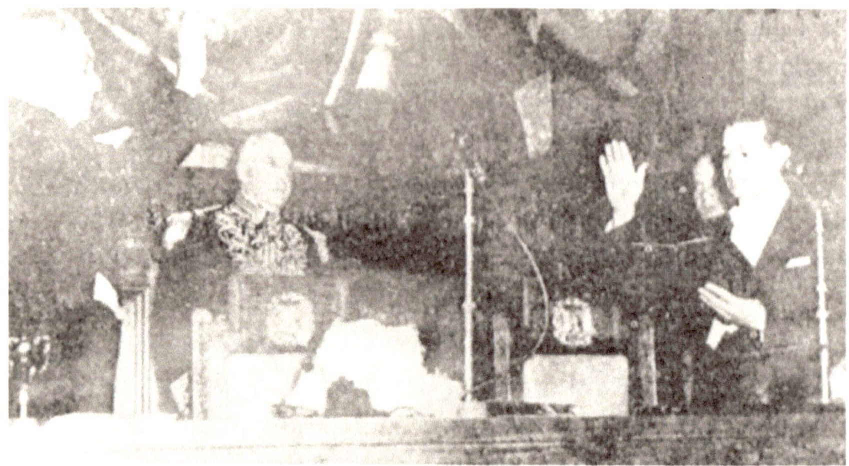

En agosto de 1960, Balaguer se juramenta como Presidente de la República como parte de la farsa para consumo externo, que buscaba dar la impresión de que el régimen se liberalizaba.

Dr. Balaguer eran especies de Batman y Robín, que solamente el hombre invisible sabía de esa complementada relación, que Johnny Abbes olfateaba con sus experiencias y el instinto que tenía su oficio de matón, sabía que visceralmente el hombre de pequeña estatura, silencioso y de pasos calculados llamado Joaquín Balaguer, no era de fiar, no hacía nada, ni desafiaba nada, pero Johnny Abbes tenía la certeza de que no le era incondicional a Trujillo. "Jefe", le decía Johnny a Trujillo, "Ese hombre no me gusta". Trujillo le respondía: "¿Hay indicios?" "No, Jefe. Es difícil de agarrar, no tiene vicios"; no se sabe cuál es su debilidad, ni de qué cojea, pero no es de nosotros".

En *La Fiesta del Chivo*, Vargas Llosa narra que "Nunca he entendido por qué le tiene desconfianza. Balaguer es el más inofensivo de mis colaboradores; por eso lo he puesto donde está, yo creo que su manera de ser tan discreta es una estrategia, que en el fondo no es un hombre del régimen que trabaja solo para Balaguer. Puede que me equivoque por los demás, no he encontrado nada sospechoso en su conducta; pero no metería mis manos al fuego por su lealtad".

Continúa contando Vargas Llosa de una conversación, un tanto subida de tono entre Trujillo y Balaguer: "Usted –dice Trujillo– tiene fama de ser un beato". Trujillo insistió moviéndose en el asiento: "Oí, incluso, que no se ha casado, ni tiene querida, ni bebe, ni hace negocios, porque hizo los votos secretos, que es un Cura Laico". El pequeño mandatario negó con la cabeza: "Nada de eso es verdad". No había hecho, ni haría voto alguno, a diferencia de algunos compañeros de la escuela normal, que se torturaban preguntándose si habían sido elegido por el Señor para servirlo como Pastores de la Grey Católica, él supo siempre que su vocación no era el sacerdocio, sino el trabajo intelectual y la acción política. La religión le daba un orden espiritual, una ética con que afrontar la vida.

Dudaba a veces de la trascendencia de Dios, pero nunca de la función irremplazable del catolicismo como instrumento de contención social de las pasiones y apetitos desquiciadores de la bestia humana. Después Balaguer cayó y bajó los ojos, como avergonzado de haber revelado al generalísimo los vericuetos de su alma, sus personales acomodos con el Ser Supremo.

Vargas Llosa (obra citada, pág. 30) afirma que "El generalísimo no estaba bromeando, cruzó y descruzó las piernas, sin quitar a Balaguer la pulsante mirada. Se pasó la mano por el bigotito mosca y los labios resecos, lo escuchaba con optimismo, hay algo en usted –monólogo, como si objeto de su comentario no estuviera presente– no tiene los apellidos naturales en los nombres. Que yo sepa, no le gustan las mujeres, ni los muchachos; lleva una vida más casta que la de su vecino de la avenida de la Máximo Gómez, el nuncio. Abbes García no le ha descubierto una querida, una novia, una cana al aire. De tal manera que la cama no le interesa, tampoco el dinero. Apenas tiene ahorros;

salvo la casita donde vive, carece de propiedades, de acciones, de inversiones, por lo menos aquí. No ha estado en intrigas y guerras feroces en que se desangran mis colaboradores, aunque todos intriguen contra usted. Yo tuve que imponerle los ministerios, las embajadas, la vicepresidencia y hasta la presidencia que ocupa. Si lo saco de aquí y lo mando a un puestecito perdido en Montecristi o Azua, se iría usted para allá, e igual de contento. Usted no bebe, no fuma, no come, no corre tras las faldas, ni el dinero, ni el poder. ¿Es usted así?, ¿O esa conducta es una estrategia con un designio secreto?"

El rasurado semblante del Dr. Balaguer volvió a escaldarse. Su tenue vocecita no vaciló al afirmar. "Desde que conocí a su excelencia, aquella mañana de abril de 1930, mi único vicio ha sido servirle. Desde aquel momento supe que sirviendo a Trujillo, servía a mi país. Eso ha enriquecido mi vida, más de lo que hubiera podido hacerlo una mujer, el dinero o el poder. Nunca tendré palabras para agradecer a su excelencia que me haya permitido trabajar a su lado".

Esa relación de Trujillo y Balaguer estaba basada en la complementariedad de los rasgos de personalidad de cada uno. Trujillo, narcisista, antisocial, con una percepción exagerada de su importancia, un ser social capaz de cualquier cosa, egocentrista, buscador insaciable de poder, prestigio, fuerza para satisfacer su "ego" y sus vivencias resentidas y maltratadas. Balaguer, con algún rasgo esquizoide, solitario, de pocos amigos, huidizo, callado, introvertido, sin demostrar interés, sin ganas de nada, ni desear nada, pero a la vez frío y distante, de carencia y afecto administrado, de emociones controladas, sin arrogancia y de poca demanda social. Para muchos todo lo del Dr. Balaguer era calculado, era una estrategia; pienso que lo que más ayudó a Balaguer fueron los rasgos de su propia personalidad y su talento bien administrado. Además, su inteligencia y su manejo del silencio y la espera.

Rafael Leonidas Trujillo esperó a Horacio Vásquez, jugó también al tiempo y a las circunstancias. El Dr. Balaguer esperó más tiempo, guardó más silencio, su personalidad lo ayudó a moverse cuando la circunstancia y el viento soplaban a su favor; aprendió el modelo, lo adoptaba en su estilo de vida política. Lo utilizó para sus fines personales y le dio resultado, nunca ejercía, pero se mantuvo más allá de sus fuerzas.

Ambos, maestro y discípulo, lograron sus propósitos y sus fines, no importaron los propósitos, pero lo que sí sabemos es que desde la psiquiatría y la psicología social Trujillo fue un modelo social no sano y menos digno de imitar. Ambos terminaron cuestionados por su estilo de vida y su manera de hacer política y dejaron un aprendizaje desinstitucionalizado del desarrollo del Estado, y una pobre percepción de la importancia del ser humano, de su educación, del desarrollo integral, como forma de transformar la vida de una nación.

Cada uno con características diferentes pero complementado en su estilo y propósito, se diferenciaron en la educación, los rasgos y las circunstancias.

Rafael Leonidas Trujillo Molina terminó con amigos, pero sus relaciones interpersonales y grupales no fueron ni adaptadas ni funcionales; más bien fueron toleradas, sumisas y condicionales, que no es lo mismo que decir afectivas, amorosas, solidarias y de vínculos sanos.

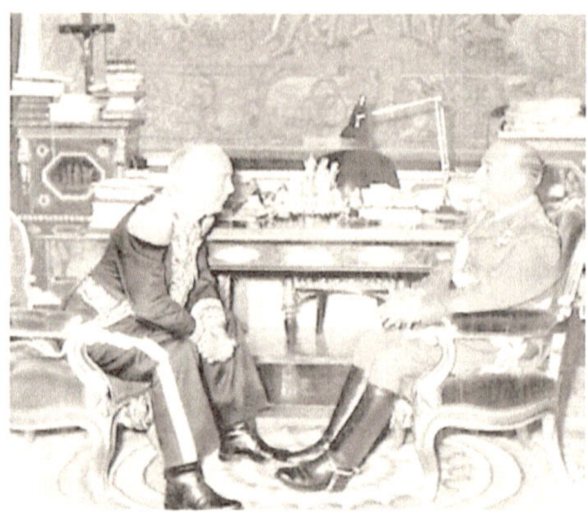

Del viaje a España del Generalísimo Trujillo, que
constituyó un resonante acontecimiento.

Rafael Leonidas Trujillo y el General Franco

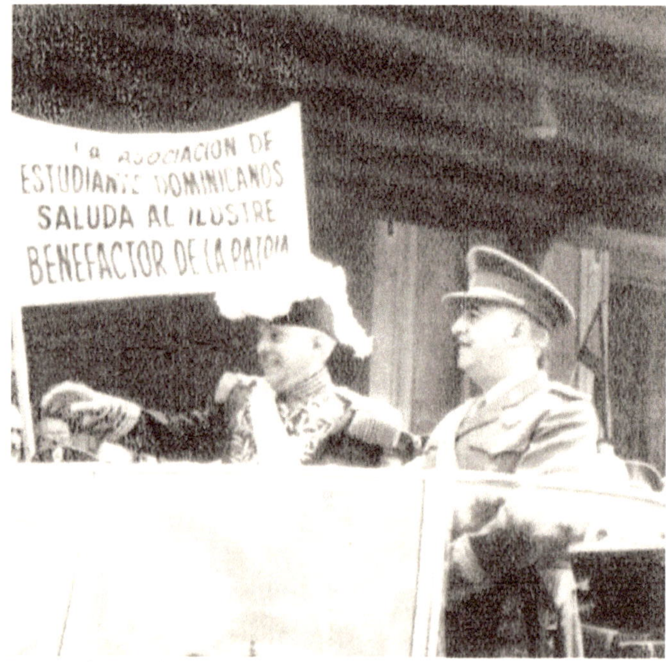

Los estudiantes dominicanos en España agitan sus pancartas de
bienvenida. El cortejo cruza la gran vía, entre las aclamaciones del pueblo madrileño, banderas dominicanas y españolas se agitan levemente al
compás de la brisa.

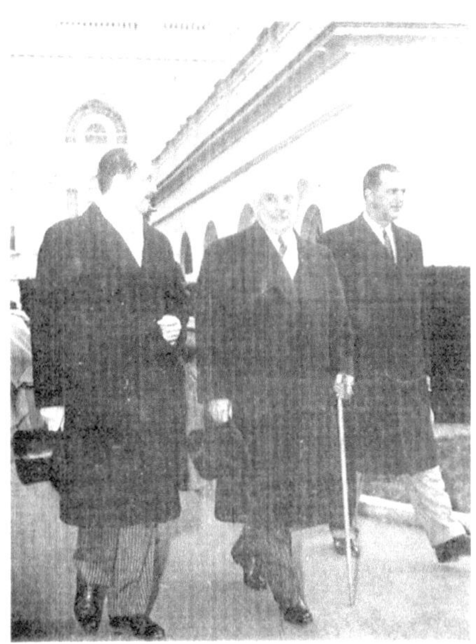

El ex presidente de la República Dominicana Rafael L. Trujillo Molina, el embajador dominicano Luís F. Thomén y Manuel de Moya abandonan la Casa Blanca, después de una visita al Presidente Truman.

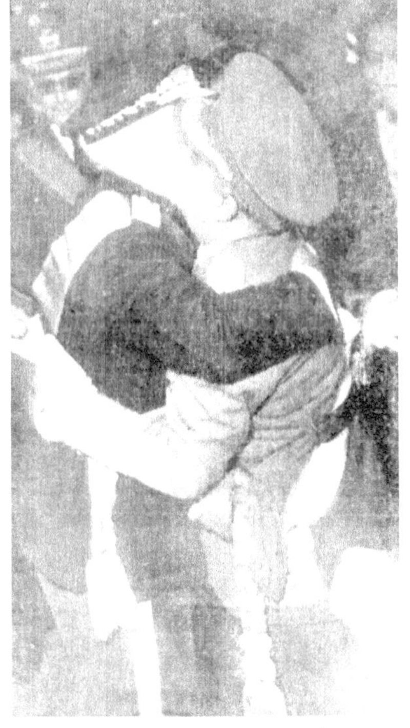

Los Generalísimos Franco y Trujillo se abrazan en el momento de la despedida.

Capítulo XVIII

LEGADO PSICOSOCIAL Y CULTURAL DEL MODELO TRUJILLISTA

La conducta es un aprendizaje social que se asimila por diferentes vías y que puede ser reforzada de diferentes maneras. La dictadura de 31 años, produjo un moldeamiento psicoconductual en los dominicanos, un legado psicosocial que durante tres décadas condicionaron la identidad, el pensamiento, el estilo de vida, la percepción, y las formas de relacionarse en la dinámica de los grupos sociales.

Por otra parte, el modelo Trujillo dejó una referencia social no sana en el estilo y la forma de ascender socialmente, en la forma de percibir el Estado. Más que eso, personalizó el concepto de las instituciones, produciendo una percepción pobre del desarrollo social del Estado. Diríamos que desarrolló las condiciones y las estructuras de un Estado capitalista, como dicen algunos historiadores, pero fue la expresión personalizada para él o para grupos sociales reducidos que se beneficiaban de lo que producían la mayoría, desarrollando la desigualdad social, la intolerancia y una pobre condición en la autoestima, en el autoconcepto de los y las dominicanas, de los que vivieron en la dictadura, y de los que años después continuaron el modelo de referencia neotrujillista y de los que estamos viviendo en el presente siglo, y hemos visto cómo se repite un legado conductual personalizado, individualista lleno de trampas y de formas inadecuadas que legitiman y refuerzan los modelos de referencia social no sanos de la dictadura.

Ese legado para muchos es una necesidad, una verdad aceptada, extendida y además reforzada por unos pocos que aún reclaman el modelo del terror, del miedo, del carácter fuerte de la trampa social, como estilo de vida, produciendo la legitimización de una conducta disocial de Rafael Leonidas Trujillo Molina.

La cultura del miedo y del terror social

El miedo es una conducta aprendida socialmente, algo que se refuerza en el día a día, llevando a la paralización, sumisión y a la inadaptación social. Cada vez que alguien desaparecía en la dictadura trujillista o aparecía un muerto en una provincia, se producían miedo y terror sociales. Cada vez que una familia era víctima del descrédito público o del chisme social eso producía un temor, una incertidumbre y más que nada la percepción colectiva del daño social, produciendo la aceptación, la tolerancia impuesta o que también se adaptaban a esa conducta insana e inadaptada como el chisme, el descrédito y la degradación moral de otros a través del rumor, el chantaje, convirtiéndose en el terror psicológico más difundido socialmente.

El miedo paraliza, no permite crecer, no estimula nada, más bien produce confusión, duda, resignación y una forma de aceptación social extremadamente parecida al conformismo.

Rafael Leonidas Trujillo Molina enseñó e impuso el terror y el miedo. Los dominicanos aprendieron a temerle, a respetarle y aceptarlo a través del miedo. Ese aprendizaje social ha estado presente en muchas generaciones, en cientos de personas que desde sus abuelos, padres, tíos y grupos sociales influyentes, propician el miedo, lo utilizan como un arma para no aceptar la competencia, la diversidad, las luchas generacionales, la superación y mucho menos el desplazamiento.

Con el miedo se manipulan familias, parejas, hijos, amigos. Se mantienen la espera y la distancia, la disciplina y el orden, la atadura y la dependencia. El miedo nos hace ser inseguros y vulnerables. A veces hasta nos hace sentir culpables y nos lleva a sentir sentimientos crónicos de una culpa visceral que nos deprime y nos angustia. Cuando el miedo es patológico, es enfermizo, se convierte en una fobia que lleva a la disfunción social, a la evitación y al sufrimiento.

Muchos dominicanos y dominicanas en su forma de pensar y en su estilo de relacionarse manifiestan el miedo, viven con miedo, han aceptado el miedo, se dejan chantajear por el miedo y lo más penoso es que otros y otras han aprendido ese recurso inadecuado socialmente como forma de relacionarse, como estilo de vida. Pero más penoso aún es ver cómo la mayoría se los acepta y se los refuerza a los que juegan a la cultura del miedo social.

Es decir, el miedo y el terror es un legado psicosocial y cultural de antes, durante y después de la dictadura trujillista, que les ha dado "resultado" a propósitos y a circunstancias, convirtiéndose en un modelo de referencia social no sano, pero que algunos han sustentado como habilidades y recurso de Estado.

Capítulo XIX

PARANOIA SOCIAL DE LA DICTADURA TRUJILLISTA

Los dominicanos en su mayoría son extrovertidos, les gusta hablar en voz alta y corporalmente expresivos, confiados y un tanto informales en su estilo de relacionarse.

Durante la dictadura de Rafael Trujillo Molina se asesinaba públicamente y las vidas de las personas no importaba. Se solía irrumpir en fiestas, encuentros sociales, actividades deportivas o culturales, cumpleaños en casa de familia; en fin, no existían espacios, ni privacidad. La tiranía aparecía por cualquier sitio y a cualquier hora, aparecía con los guardias pidiendo "los tres golpes": la cédula de identidad personal, el carnet del servicio militar obligatorio y el carnet del Partido Dominicano. El colmo de los colmos era que el Servicio de Inteligencia Militar (SIM) reclutaba domésticas y las infiltraba en casas de familia para ejercer el caliesaje. Ese personaje, el "calié" o "pico de oro" podía estar en cualquier sitio, podía ser cualquiera persona: El limpiabotas, el paletero, la maestra, la enfermera, el empleado público, etc. Con ese método fueron muchos los que cayeron presos, los que fueron asesinados y desaparecidos, pero también con ese método se aprendió un estilo, se incorporó un aprendizaje social que dio como resultado una forma de vida, que el maestro Antonio Zaglul llamara el "gancho", y que se convirtió en una paranoia social.

El dominicano se volvió desconfiado, suspicaz, temeroso y dudoso, "aprendió a hablar bajito y disimulado, como susurrando", "no me lo crea, pero es confidencial", "de fuente segura", "manéjate con cuidado", "cuídate de fulano"; esa forma de desconfianza llegó a tal punto que hasta en las propias familias se temía hablar en confianza con las domésticas o vecinos: "¿Cómo está la cosa?", preguntaba alguien, y ahí mismo dejaban el sitio; siempre se creía que era un "gancho".

Fueron cientos de dominicanos que se sentían perseguidos, que los buscaban, cuando en la tiranía aparecía un "cepillo" del Servicio de Inteligencia Militar (SIM). La gente cerraba sus puertas, las persianas y asechaban entre rejas para observar con quién cargaron. El terror era tan grande que cuentan cómo un día un cepillo se dañó frente a una casa y luego prendió y se fue y la familia acudió a ponerse a la disposición para ser investigada. Esa percepción de sentirse seguido, controlado, supervisado, asechado llevó a los dominicanos a desarrollar una paranoia social, basada en la duda, en la falta de credibilidad, a sentirse perseguidos, sospechosos, con un sentimiento de inquietud y desasosiego colectivo, llenos de un terror anticipatorio.

Además, la soledad y la falta de relacionarse fueron desarrollando en muchas familias una sensación de desconfianza y de sospecha generalizada e injustificada hacia los demás. Esos rasgos paranoides de Trujillo fueron transmitidos al colectivo social y en los 31 años de dictadura produjeron un legado psicosocial de incertidumbre y de autoreferencia que hoy se puede valorar en las estructuras psíquicosociales y conductuales de generaciones que fueron rotuladas por la dictadura de Rafael Leonidas Trujillo Molina.

El resentimiento social como legado psicosocial de la dictadura

En el capítulo trampas de Trujillo analizamos la psicología y el comportamiento de resentido social que tenía Rafael Trujillo Molina. Ahora analizaremos cómo el resentimiento puede ser aprendido debido al maltrato de que son víctimas las personas, justa o injustamente, y donde se acompaña progresivamente de hostilidad, de guardar rencor, cólera, ira, sentimientos y emociones negativas socialmente inadaptadas.

La dictadura dividió familias, grupos sociales, desarrolló conductas prejuiciadas y discriminatorias contra grupos étnicos y contra el color de las personas y contra los orígenes de las personas. Recuérdese cómo no se aceptaban negros en la escolta presidencial y luego para entrar a la fuerza área, había que ser alto, blanco y bien parecido, sin importar su vocación ni el área cognitiva de la personalidad.

Es evidente que todas esas conductas fueron desarrollando resentimientos, rechazo durante la dictadura y después de la dictadura. En su conducta social los dominicanos suelen tener prejuicios y resentimientos, aunque no como condición patológica de los grupos sociales, pero sí como formas individualizadas para no aceptar la diversidad social.

El resentimiento social no produce una identificación de la causa ni de las limitaciones psicosociales y mucho menos permite verla en la forma individualizada. Para colmo, no son abordadas como algo que se puede superar, más bien, el resentido social culpa, guarda, espera. Su movilidad y ascendencia social son para el desquite, la venganza, la humillación y para producir el daño a terceros.

La conducta resentida es dañina y limitada de personas que fueron víctimas de un modelo inadecuado en sus vivencias y en su vida socializada. Podría usted imaginarse cómo en la dictadura de Trujillo Molina, el terror, el miedo, los asesinatos, los crímenes despiadados dejaron huellas, emociones negativas en cientos de dominicanos.

Todo ese daño moral rotuló, selló la vida psíquica de seres humanos que guardan silencio, que no expresan nada y de otros que aprendieron a percibir la conducta resentida como de "carácter fuerte", asimilando el resentimiento como algo natural, cotidiano, algo con lo que se vive. Las presentes y futuras generaciones tienen que entender que el resentimiento es malo, negativo y socialmente dañino para los seres humanos.

El resentimiento fue una de las trampas de la personalidad de Rafael Trujillo Molina. Él vivió resentido, socializó el resentimiento, lo desplazó a miles de personas y de generaciones y en amplios sectores de la dinámica social de los y las dominicanas, donde se vive aceptando esta trampa social aprendida y sostenida por los grupos y las personas limitadas psicológicas y emocionalmente.

Modelo psicosocial del autoritarismo

El autoritario se impone por diferentes vías: la fuerza, el poder militar, el poder económico, el poder político a través de las instituciones y de las ideologías.

Para lograr ese propósito se basa en la imposición del miedo, terror, manipulación, chantaje, descrédito y en la cultura del favor. Como se podrá reflexionar, Rafael Leonidas Trujillo los usó todos y algo más, logrando en amplios sectores de la población conductas esperadas como la sumisión, el conformismo y una dependencia emocional que se expresaba en un condicionamiento percibido por la baja autoestima y un pobre autoconcepto de los grupos que podían incidir socialmente y actuar racional y colectivamente.

Desde el punto de vista psicosocial ese modelo autoritario se sustenta en un modelo de condicionamiento psicoemocional y social aprendido, en que unos aceptan la victimización, la sumisión y la cohesión del victimario. Si nos trasladamos a la dinámica social de la patrifocalidad, a la cultura del macho agresor, observamos que se impone a través del modelo económico, de la dependencia, de la fuerza física, y de la coerción social, pasando a ser el hombre dueño de su mujer, de sus hijos; el hombre percibe a la familia como su "propiedad" y estimula, enseña la cultura del "macho" a la mujer y los hijos, les impone aceptar la dependencia psicosocial y emocional del padre autoritario.

El modelo autoritario limita, castra y frustra el crecimiento integral de los seres humanos. Los hace más dependientes, menos libres, menos creativos, menos seguros y menos nutrientes desde el punto de vista humano.

Ese modelo psicosocial trujillista produjo en los dominicanos inmadurez emocional para entender el orden racional y lógico de las causas de sus males sociales y no aprendieron a buscar las respuestas organizadas a sus limitaciones socio-económicas. Más bien crecieron el estilo individualista, los prejuicios y la susceptibilidad social en que las respuestas a la dictadura en algunos sectores se movía por los daños personales, familiares, que por las causas psicosociales. Así vemos cómo el resentimiento moviliza a una acción que después no se convierte en una acción socialmente sana ni en un modelo, en un aprendizaje socialmente sano y mucho menos digno de imitar.

A Rafael Trujillo Molina lo tenían y lo describe el Dr. Balaguer como un psicólogo natural que conocía la mentalidad del dominicano. Es bien sabido que Trujillo repitió el modelo de "Lilís" y de Báez.

Además, era hábil, tenía agilidad mental; los rasgos de su personalidad y la socialización de su vida le dieron la capacidad para adaptarse y responder a los estresores psicosociales. Es decir, lo que le dio resultado en términos personales y sociales a Trujillo Molina no puede asimilarse ni copiarse como un modelo de referencia para las presentes y futuras generaciones.

Hay que recordar aquello de que "uno es lo que uno piensa", pero también eres los que aprendiste en la dinámica familiar y social. O sea, el legado psicosocial de la dictadura en lo político, en lo social, en el estilo de vida, dejó traumas y frustraciones; en muchas generaciones; en otras generaciones enseñó la sumisión, la adulación, el servilismo, el conformismo. Para otras estimuló el oportunismo, la manipulación, el individualismo. Sin embargo, para muchos era normal el prejuicio, el resentimiento, la corrupción y aprender a hacer trampas sociales; hay también a quienes convirtió en una especie de "maestro" de seres "inteligentes", de personas adaptadas socialmente, donde el dictador fue una expresión de esa percepción pobre y limitada de interpretar el perfil de una persona.

En la psiquiatría y la psicología social dicen que toda persona que no es capaz de estimular el desarrollo sano e integral de los individuos, de las sociedades y de las instituciones, favoreciendo un crecimiento sano en la autoestima, en lo espiritual, en lo moral y en el sentido de utilidad social para la mayoría de las personas no constituye modelo de referencia sana, ni de desarrollo social.

Rafael Trujillo Molina fue un legado negativo en cada uno de los espacios en que debió desarrollarse: como padre, como pareja y como ser social, como hermano y como abuelo. Sin embargo, les dieron resultado. Sus propósitos logrando sus objetivos, metas y sus estrategias, gracias a sus rasgos personales.

Rafael Leonidas Trujillo Molina como padre

De Trujillo diríamos que como padre desarrolló un modelo de padre permisivo, afectivo, consentidor desde el punto de vista económico, fue proveedor. En lo afectivo era cariñoso y solidario con sus hijos. Desarrolló familias tipo ciempiés y triangulares, pero diríamos que le dio afecto a cada uno de sus hijos, seguridad económica y oportunidad para el desarrollo.

Sin embargo ese modelo permisivo de padre y socialmente no sano no esta-

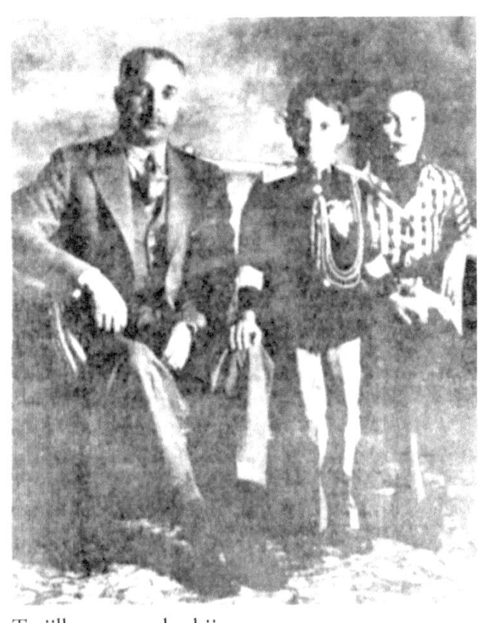

Trujillo con sus dos hijos, Flor de Oro y Ramfis, en 1935.

bleció límites ni reglas claras ni fiscalización en el orden moral de sus hijos dependientes. Más bien los llevaron a ser hijos un tanto disfuncionales e inadaptados, desde su primera hija Flor de Oro hasta los de Trujillo y María Martínez. De esa pareja complementada pero disfuncional en su dinámica se

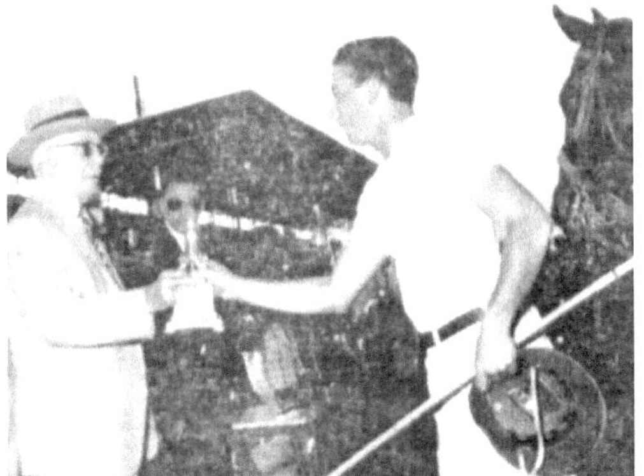

Trujillo entrega un trofeo a su hijo Radhamés.

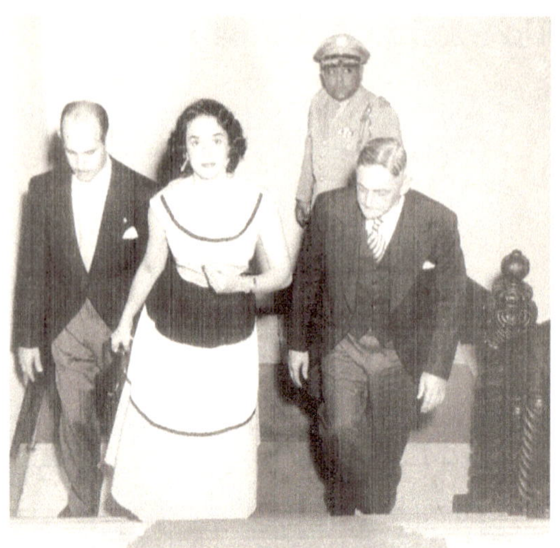

Angelita Trujillo Martínez.

desarrollaron Ramfis, Radhamés y Angelita. Sin embargo esa permisividad de modelo disfuncional fue menor con los hijos del vínculo Trujillo-Lina Lovatón, debido a que fue con los que menos socializó Trujillo Molina. Además, la estructura por la familia de los Lovatón era de característica y estructura de familia más sana y más funcional y con mejor dinámica. Esa ambivalencia y cambio en el estilo de ser del dictador Rafael Trujillo Molina hacía que manipulara a sus hijos, les evitara las frustraciones y los pusiera más allá de su propio sentido de utilidad. Pero también es cierto que nunca estableció límites, nunca dijo "no" cuando había que decir "no", nunca aceptaba las limitaciones de sus hijos y les permitió ser algo más de la percepción exagerada de la importancia que tenía el padre, sin darse cuenta que el aprendizaje, la socialización y la vivencia son propia de cada ser humano. Cuando quiso que fueran útiles, con sentido de trascendencia social se frustró, porque éstos no tenían la madera de su padre Rafael Trujillo Molina ni tenían las condiciones para asumir los espacios o el relevo de su padre en la vida política y social del pueblo dominicano.

Rafael Trujillo Molina como abuelo

El abuelito Trujillo era apoyador, consentidor, "culeco" como cualquier abuelo, sobreprotector; adoraba a sus nietos, les consentía y si tenía que reprochar a quien fuera, lo hacía para estar bien con sus preferidos nietos.

Trujillo Molina fue el nieto consentido y preferido de Valdez. La

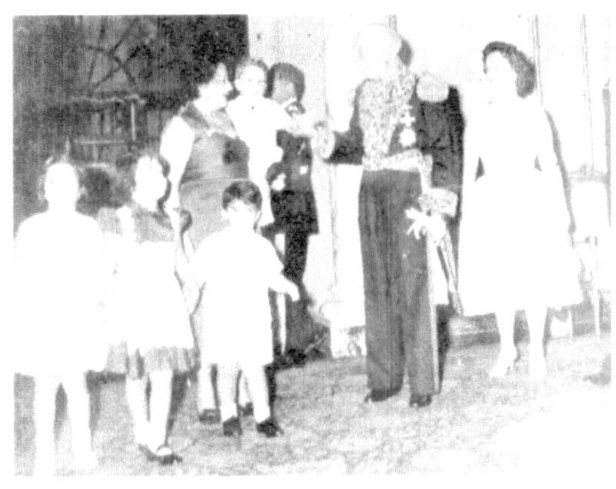

Trujillo, María Martínez, Angelita y los nietos de la pareja.

taita que mandaron a buscar para que lo calentara al nacer, costumbre usada en la región sur y que al verlo un poco más claro que los dos más grande y más fino, la dejó impresionada y dijo: "Es una chapa", según explica en conversatorio el escritor y secretario de Estado de las Fuerzas Armadas, José Miguel Soto Jiménez. Debido a estos diferentes roles sociales que asumía Rafael Trujillo Molina era que confundía y producía todos esos mitos, creencias que intelectuales al servicio, y que la vida social dominicana no tenían una explicación psicológica y conductual de esta personalidad tan compleja que se llamaba Rafael Leonidas Trujillo. Como psiquiatra lo he saboreado, es un historial para enseñar en psiquiatría y psicología para saber analizar la verdadera psiquiatría integral, viendo al ser humano como es: Una expresión de la unidad bispsicosociocultural. Trujillo Molina manejaba vínculos, afectos, emociones y sentimientos con los suyos; era hipersensible y celoso con sus hijos, pero el modelo no fue autoritativo: basado

219

en afectos y saber establecer, límites, normas y recompensas, más bien fue un modelo permisivo o autoritario, ambos modelos encontrados que en suma producen desajuste, inadaptación y trampa en la vida psicológica y conductual de cualquier ser humano.

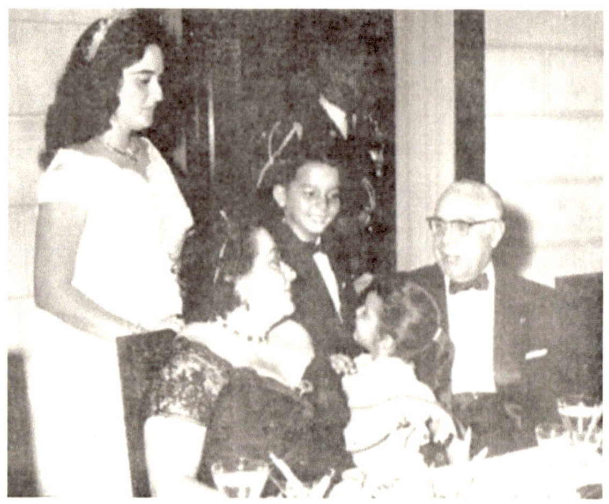

Trujillo, María Martínez, Angelita
hija y nietos.

Capítulo XX

TRUJILLO: CIRCUNSTANCIAS Y ESTRESORES PSICOSOCIALES

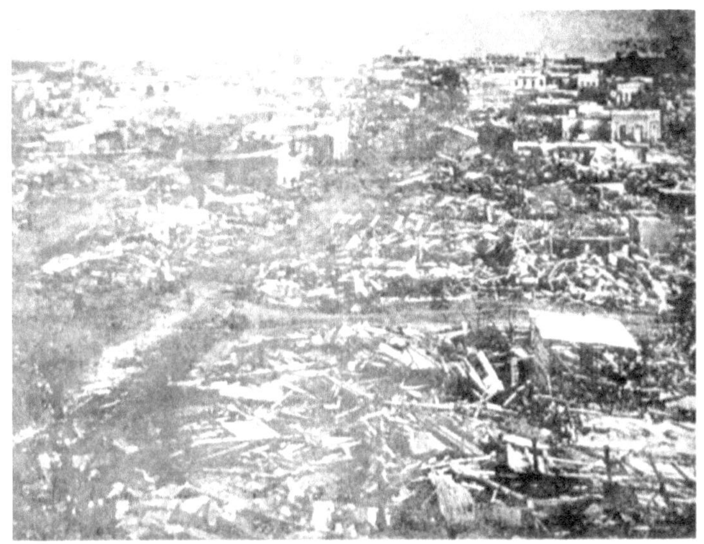

Efectos del Ciclón San Zenón sobre la ciudad de Santo Domingo,
en septiembre de 1930, al mes de Trujillo juramentarse.

Los psiquiatras sabemos que un criterio importante de salud mental y de inteligencia adaptativa es la capacidad que tiene una persona en el manejo de sus estresores psicosociales. Sin embargo, otro criterio inteligente es saber adaptarse a las circunstancias, o sea, en una crisis saber qué hacer cuando otros no saben qué hacer, esto es, cuando las circunstancias no son favorables la habilidad y la agilidad mental, para salvar esa circunstancia llevan a esa persona a tener inteligencia. Así lo expresaba hace años el maestro y filósofo Ortega y Gasset, "Yo soy yo y mis circunstancias", "Si no la salvo a ellas, no me salvo yo".

Para muchos intelectuales, Rafael Leonidas Trujillo, con su pobre formación académica, era un hombre muy inteligente; otros,

223

como José Almoina, en su forma prejuiciosa lo presentan como un "loco" y un enfermo de la vida. Para otros intelectuales y escritores Trujillo fue un producto social de la República Dominicana, con habilidades y circunstancias que le favorecieron; y para otros, un hombre estratega en su vida política y militar.

En este capítulo voy a presentarles cómo las personas son una expresión de los resultados biopsicosociales, donde los rasgos, la inteligencia social y cognitiva, más el manejo de los estresores psicosociales y tener voluntad, motivación, objetivos y metas en corto, mediano y largo plazos son condiciones indispensables para lograr los propósitos y llegar adonde se quiere.

El dictador Trujillo Molina fue el resultado de los rasgos de su personalidad, más que la suerte o la pobreza de su país, o de la debilidad de su fuerza política. Trujillo convirtió en un estímulo las propias frustraciones de las que fue víctima en su desarrollo social, en una causa para buscar la movilidad y la necesidad de ascender para calmar su pobre identidad no resuelta, y sus carencias en el sentido psicosocial y el sentido de él percibirse en toda su vida. Diríamos que lo que fue mal canalizado y de pobre resultado psicosocial fueron esas frustraciones no resueltas y desplazadas al entorno social, pero, es bien sabido, como dice el Maestro Sigmund Freud: "Las frustraciones son necesarias para el desarrollo sano de las personas", siempre y cuando las adaptemos socialmente.

Trujillo: rasgos y circunstancias

Durante su adolescencia y adultez tempranas Rafael Leonidas Trujillo tenía rasgos, que iban dándole características a su personalidad. Esos rasgos obsesivos de persona limpia, organizada, meticulosa y un tanto perfeccionista lo llevaron a ser el militar

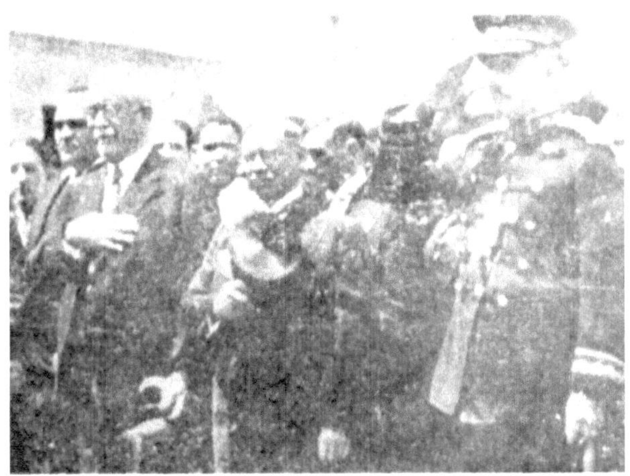

En 1928, el coronel Trujillo saluda militarmente mientras se ejecuta el Himno Nacional frente a la Catedral. El Presidente, Gral. Horacio Vásquez, se lleva la mano al pecho. Le rodean varios funcionarios de su gabinete.

que era, independientemente de aquellas circunstancias que les fueron favorables las relaciones de su tío Plinio Chevalier y la de la cintura alegre de su hermana Nieves Luisa. Trujillo no fue un militar del montón, de muchachos pobres y rurales que ingresaron a la guardia, que socialmente no era un espacio de representación ni de categoría social. Para la época esos rasgos y las habilidades de Trujillo lo llevaron en corto tiempo desde el 1918 a 1927, a ser General de Brigada. Fue una carrera de ascenso meteórico, donde se valió de muchas trampas que sus rasgos antisociales desafiados y otros manejados para sus propósitos. O sea, si Trujillo Molina no hubiese tenido objetivos ni metas, ni sabía lo que quería y cómo lograrlo, era difícil que las circunstancias o la suerte le ayudaran.

Como dice el escritor José Miguel Soto Jiménez en *Los Orígenes del Machete*, pág. 482, "Es notorio que Trujillo escogió meticulosamente a sus enemigos y preparó los momentos, seleccionando también los lugares donde los enfrentaría". "Es interesante notar, como por lo menos Arias y Estrella Ureña, fueron sus aliados contra Horacio, en una vieja querella que Trujillo no inició, pero que sí alimentó y profundizó". Es decir, Trujillo Molina jugaba a la división como político y militar. Ya sabía que en la política todo se vale, todo se justifica, sin importar los medios, a decir nuestros políticos. Dice Soto Jiménez que "despúes San Zenón Arias y Bencosme no podía iniciar alianzas coyunturales contra Trujillo, porque son enemigos políticos de facciones diferentes e irreconciliables. Lo mismo pasaba con Piro Estrella y Desiderio Arias, o Estrella Ureña con el mismo Arias y su grupo, Trujillo lo sabe y explota esas contradicciones en el seno de su mismo gobierno".

Es conveniente recordar cómo los rasgos histriónicos de un simulador, cínico e hipócrita en medio de una crisis del llamado "Movimiento Cívico" y jurando fidelidad al Presidente Vásquez, quien le dice: "General, ¿soy su presidente o su prisionero?" Trujillo, firme y erguido, sin pestañar le responde: "¡Usted es mi presidente!", pero por atrás estimulaba la traición, las trampas sin ningún tipo de remordimiento, ni de arrepentimiento.

Llegó el 16 de agosto 1930 y Trujillo Molina había conseguido la Presidencia. Apenas iniciaba, un fenómeno natural, el ciclón San Zenón, azotó la capital de forma dramática. Esa circunstancia de la naturaleza fue condicionada por el hábil Rafael Trujillo y la aprovechó para sus fines personales. Fue así como en el "ciclón", Trujillo demostró coraje, disciplina, orden, capacidad y todos sus rasgos obsesivos, narcisistas, antisociales, histriónicos, todos juntos, como una unidad monolítica, pero puestos cada uno en su lugar cuando la circunstancia así lo requería. Además, las circunstancias socioambientales y el viento a su favor le ayudarían en su causa política y social.

Nadie que no tenga una estrategia y una táctica, unos objetivos, ni unas metas a corto y largo plazo llega a lograr los propósitos personales y sociales; para eso hay que tener voluntad, motivación y unos rasgos de la personalidad con que contar.

Es evidente que ni como militar ni como político Trujillo aprendió a respetar las leyes, ni la Constitución, ni la dignidad, ni la vida de las personas. Su trastorno antisocial y la pobreza de su "súper yo", o sea, la pobreza moral y ética de esa estructura de su personalidad, no se lo permitía, aunque sus fines y propósitos, y algunas circunstancias, sí le eran favorables.

Durante sus 31 años de dictadura, Rafael Leonidas Trujillo manejó cientos de circunstancias y estresores psicosociales y conflictos de grupos y familiares en que su inflexibilidad, sus riesgos, impulsos y emociones inadaptados lo llevaron a presentar riesgos para sí mismo y para el país, fruto de eso fue la matanza de los haitianos en el año 1937, medida que adoptó sin valorar las consecuencias, los riesgos y las conductas riesgosas.

Reflexiono pensando cómo los prejuicios, la identidad no aceptada de sus orígenes negros, más la influencia de la intelectualidad prejuiciosa, discriminativa y racista que le acompañaban, también influyeron en la matanza colectiva de cientos de miles de haitianos.

Esa matanza no sólo truncó la segunda reelección de Trujillo, sino que fue el primer escándalo y conflicto internacionales, y pasó a ser un estresor psicosocial mal manejado del que nunca como todo antisocial, se arrepintió.

El "Jefe" tenía una hipersensibilidad y unas respuestas emocionales e inadaptativas que lo llevaron a perder el control de los impulsos. Cuando alguien le cuestionaba su familia, su antecedente, su virilidad o su paternidad perdía la capacidad de medir riesgos. Parte de esas circunstancias fue el asesinato de Mauricio Báez, quien era opositor al régimen, y también cuestionaba la legitimidad del hijo mayor Ramfis Trujillo. La misma suerte corrieron los españoles Jesús de Galíndez y José Almoina, ambos asesinatos provocaron crisis en la dictadura.

Otras circunstancias mal manejadas que se convirtieron en estresores sociales y políticos fueron el atentado contra el presidente Betancourt, los conflictos con la Iglesia, el asesinato de las hermanas Mirabal. Todas estas circunstancias fueron restando día por día a la dictadura de Trujillo Molina quien era víctima de sus emociones, sus impulsos, de su inflexibilidad y de la percepción exagerada de su propia importancia; de un talento mal manejado que llevó a los dominicanos a terminar con esa conducta no sana, y psicoconductualmente perversa y dañina de Rafael Trujillo Molina, quien gravitó por 31 años en el estilo de vida de los y las dominicanas.

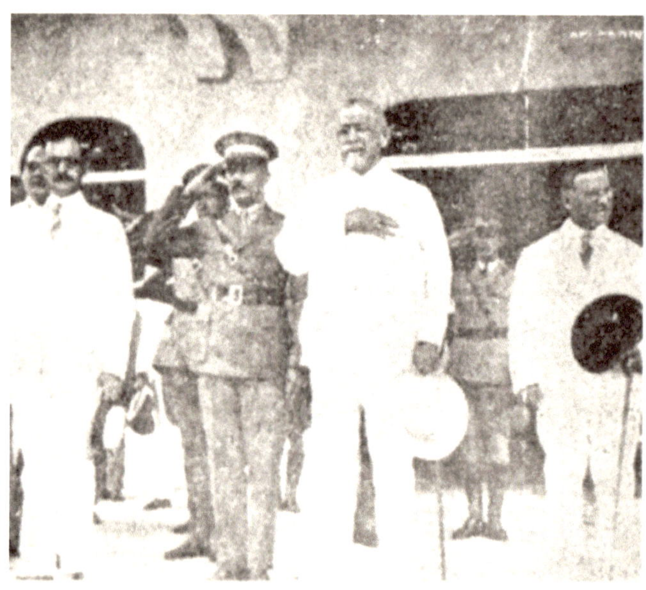

Trujillo, jefe de la Fortaleza Ozama y de los militares del país, acompaña al Presidente Vásquez y a sus ministros durante la visita que éstos realizaron a la referida fortaleza.

Capítulo XXI

TRUJILLO VISTO POR UN PSIQUIATRA

Se trata de un masculino de 70 años, producto de la unión matrimonial de un comerciante y un ama de casa. De embarazo normal y parto no institucional, asistido por comadrona, recibido por su abuela paterna Silveria Valdez, quien emocionada por ver que se trataba de un varón más claro y fino que los dos hermanos anteriores, lo acoge y lo simboliza como su nieto predilecto, llamándole "Rafael". Rafael Leonidas Trujillo Molina, "La chapa", sin complicaciones al nacer ocupa el tercer lugar de once hermanos, siete varones y cuatro hembras.

Su desarrollo psicomotor fue normal. Descrito desde niño como "indisciplinado, consentido y poco amante de los estudios". Inició su actividad escolar a los seis años, descrito como distraído, menos inteligente para las clases que su hermano mayor, pero nunca reprobó; llegó al cuarto de primaria y dejó la escuela sin ningún motivo, al igual que los demás hermanos.

Durante su niñez enfermó de difteria, patología de la que hizo gravedad. En su infancia socializó con varios niños y gozó de la protección, el apego y los vínculos de las abuelas y sus tíos. A los siete años sufrió de desapego por parte del vínculo paterno por varios meses, debido a que su padre fue apresado por negocios ilícitos, por el robo de ganado y también por homicidio.

La dinámica familiar que desarrolló al niño y al adolescente Rafael Leonidas Trujillo como un individuo un tanto disfuncional, cuyas principales características fueron la carencia de límites y la adopción de roles confusos en la relación paternal. El padre, José Valdez, periférico, macho, mujeriego, bebedor y proveedor con la ayuda de su madre Silveria Valdez. La madre, Julia Molina, sumisa, dependiente, anulada en su rol de socialización de madre, pero afectiva, cariñosa y de "flojo" carácter y temperamento.

La relación fraternal estaba caracterizada por rivalidad y recelos, ya que era notoria la preferencia que tenían las abuelas por el tercer nieto, que era Rafael Leonidas. Hubo un poco de privilegio en el trato diferente y protegido, consentido y permisivo que gozó Rafael en relación con el recibido por los otros hermanos, aunque socializaba y tenía conducta inadecuada junto a los demás hermanos.

Fue descrito en la adolescencia como "Parejero, presumido, comparón", de apodo "Chapita", de conducta riesgosa y de una identidad psicosocial no aceptada. Se inició temprano en la sexualidad, en la vida laboral y a las conductas riesgosas con varios episodios de abandono escolar, tras agresiones a las normas sociales, familiares y éticas de su personalidad: Hurtos, robos, desafíos a la autoridad, fuga de la casa, abandono, integración en pandillas, vandalismo en la adolescencia terminal y paternidad a edad temprana.

Descrito además desde adulto como activo, trabajador hábil y desafiante, cínico, mentiroso, simulador, mujeriego e irrespetuoso, y amigo de lo ajeno como los demás hermanos, ingresó al Ejército siendo adulto temprano y logró ascensos meteóricos como Teniente, Capitán, Coronel y General, todo en menos de doce años desde el ingreso.

Durante su trabajo como telegrafista, guardia campestre y militar, se refiere que tuvo conductas impropias como robos, asaltos, violaciones sexuales, acoso, asesinato. Se le reconoce su destreza para mandar, influir en los demás, correr riesgos, tener disciplina, y su buena y aceptada presencia como militar.

Se casó a los dieciocho años. Tuvo tres divorcios y varias relaciones extramaritales. Sexualmente muy activo y de conducta sexual de alto riesgo, fue enfermado de gonorrea y padeció de uretritis Gonocócica, prostatitis e infecciones urinarias frecuentes.

Examen físico: Saludable. Enfermo de "ántrax" en la adultez. Pese a sus fuertes actividades laborales y múltiples actividades sociales, familiares y sexuales, disfrutó de salud.

Su personalidad fue analizada por sus antecedentes psicobiográficos y referencia de personas que trabajaron con él y por opinión de algunas amantes, amigos, enemigos, historiadores, escritores, políticos y ahora analizado y visto por un psiquiatra en cada una de las etapas del desarrollo biográfico de su vida.

Reflexionamos que se trata de una persona sin antecedentes de locura o psicosis, con una personalidad caracterizada por una constelación de rasgos: Narcisista, histriónico, paranoide, obsesivo y un trastorno antisocial de la personalidad.

Como ser humano, Rafael Leonidas Trujillo Molina es una expresión biopsico-sociocultural, cuyo carácter, temperamento, rasgos de su personalidad, más las condicionantes sociales, políticas y circunstanciales, fueron condicionadas y favorables para los propósitos de una persona con voluntad, motivación, estrategia, propósitos, metas y objetivos claros de lo que quería, cómo lo conseguiría, para así lograr llenar las carencias y frustraciones, pero también sus propósitos políticos y sociales.

Rafael Leonidas Trujillo Molina fue un hombre hábil, ágil e inteligente; de pobre conciencia social; con un sentido de utilidad y de trascendencia pero con una percepción exagerada de su importancia; egocéntrico y motivado por una fuerte carencia, resentimiento y prejuicio, propio de una familia y una sociedad social y políticamente atrasada, discriminativa y desigual en el trato social y en las oportunidades para el desarrollo sano.

Trujillo Molina fue víctima de un resentimiento mal manejado, de unas emociones, de unos impulsos y de un talento mal administrado. Además desarrolló una pobre identidad psicosocial no resuelta y unas frustraciones a las que no les dio respuestas sanas.

Como ser social logró su propósito, obtuvo dinero, poder, mujeres, fortunas. Como militar alcanzó el más alto rango, como ciudadano llegó a la Presidencia de la República, creó las condiciones para el desarrollo capitalista y social de la República Dominicana. Lo inadecuado, lo disfuncional fue cómo lo logró, bajo cuáles condiciones, y a qué costo social.

Como toda personalidad inflexible, Rafael Leonidas Trujillo Molina terminó perdiendo. Fue autoritario, manipulador y cínico; con pobre capacidad de sentir afectos sinceros y limitados vínculos. Ahora no es un modelo social, de referencia sana y mucho menos digno de imitar en ninguno de sus roles, ni como padre, ni como marido, ni como ser social.

Su temperamento, carácter, dinámica familiar; su personalidad, sexualidad y psicopatología; lo oculto de un personaje que gravitó por treinta y un años y dejó un legado psicosocial y conductual en el estilo de vida de los y las dominicanas no sano, ni para las presentes ni futuras generaciones, confirman aquello de que "tú eres lo que tú piensas, pero también eres la expresión de lo que tú familia y la sociedad te han permitido ser".

Que esta obra, *Trujillo visto por un psiquiatra*, sirva a todos aquéllos que conocieron a Rafael Leonidas Trujillo y no lo entendieron. Para aquéllos que creyeron conocerlo y lo justificaron. A los que desean conocerlo, sin juzgarlo y sin justificarlo. Y más que nada, que sirva a las presentes y futuras generaciones para que no copien este modelo de referencia social no sano y, mucho menos, digno de imitar.

Bibliografía

Alonzo Fernández Francisco, Alonzo: *El talento creador. Rasgos y perfiles del genio.* Ediciones Temas de Hoy. 1996.

Garrido, Álvaro: *Psicología social aplicada.* McGraw-Hill. Barcelona. 1997.

Almoina, José: *Una satrapía en el Caribe.* Editora Colé. 1999.

Avodoh K., Offict: *El yo sexual.* Editora Grijalbo. México. 1977.

Aquino García, Miguel: *Holocausto en el Caribe.* Editora Corripio, C. por A., 1997.

Balaguer, Joaquín: *La palabra encadenada.* Editora Corripio. 1998.

Balaguer, Joaquín: *Memorias de un cortesano de la Era de Trujillo.* Editora Corripio, C. por A.. 1988.

Byne, Barón: *Psicología social.* Impreso, Grafilles, España. 1998.

Skiner R. B. E: *Más allá de la libertad y la dignidad.* Editora Fontanella, S.A. Barcelona, España. 1976.

Bounhis, Richard; Philiphe Leyens, Jacques: *Estereotipos, discriminación y relaciones entre grupos*. Editora Impresa. 1996.

Bosch, Juan: *La fortuna de Trujillo*. Editora Alfa y Omega. 1985.

Bosch, Juan: *Trujillo: causas de una tiranía sin ejemplo*. Editora Alfa y Omega. Octava Edición. 2000.

Bosch, Juan: *Póker de espanto en el Caribe*. Impresora Alfa Omega. 1988.

Castro Ventura, Santiago: *Trujillo: perversidad hereditaria*. Editora Manatí. 2001.

Campbell, J.: Self-esteenand and clarity of the self concept. Journal of personality and social psychology, págs. 59-538-549. 1990.

Morris, Charles G.: *Psicología*. Prentice Hall, Hispano América, S.A., 9na. Edición. 1998.

Garver, Charles S.; Garver, Michael; Scheir F.: *Teoría de la personalidad*. 3ra. Edición. Litografía Incramax, S.A. México. 1997.

Céspedes, Diógenes; Despradel, B., Guido: *Los orígenes de la ideología trujillista*. Editora Centenario, S.A. 2002.

Collado, Lipe: *Anécdotas y crueldades de Trujillo*. Editora Collad, S.A. 2002.

Collado, Lipe: *El Foro Público en la Era de Trujillo*. Editora Collado, S.A. 2000.

Deive, Carlos Esteban: *Identidad y racismo en la República Dominicana*. Talleres Gráficos. 1999.

De León Miranda, Leonardo: *Los 51 líderes del siglo XX*. Editora Corripio, C. por A. 2000.

Díaz Grullón, Virgilio: *Antología de una Era*. Editora Corripio, C. por A., 1989.

Diederich, Fendman: *Trujillo: la muerte del dictador*. Fundación Cultural Dominicana, 2000.

Papalla, Diana E.; Wendkos Olds: *Psicología*. Primera edición en Español. Saleciano. Chile. 2000.

DSM-IV: *Manual diagnóstico y estadístico de los trastornos mentales*. Editora Masson, S.A. 1995. MENTALES. Editora Masson, S.A. 1995.

Fromm E.: *El arte de amar*. Editora Paidós; Buenos Aires. 1976.

Fendman Robert S.: *Psicología con aplicaciones a los países de habla hispana*. Editora McGraw-Hill. Interamericana. 1999.

Fortunato, René: *Trujillo: el poder del Jefe*. I, II, III. Documental, 1916-1961.

Galíndez, Jesús de: *La Era de Trujillo*. Editora Colé. 1999.

Garver, Charles; Seller F., Michael: *Teoría de la personalidad*. Editora Prentice Hall. Hispanoamericano, S.A. 1997.

Grau Martínez, Arturo; Meneghello, Julio: *Psiquiatría y psicología de la infancia y adolescencia*. Editora Panamericana. 2000.

Gralg, Grace J.: *Desarrollo psicológico*. Editora Pearsons. 1999.

Greeberg, Leslies S.; Paivio C., Sandra: *Trabajar con las emociones en psicoterapia*. Impreso en A y M. Grafic, S.L. 1999.

Gilbert, Tordman: *La pareja*. Ediciones Grijalbo, S.A., España. 1984.

Coleman, Daniel: *Inteligencia emocional*. Romanya Vall, S.A. España. 1995.

Gilbert y Goldman H., Howard: *Psiquiatría general*. Editora Manual Moderno. 1996.

Gómez, José Miguel: Familia: *Problemas y soluciones ¿Cómo ser padres funcionales y eficaces?* Editora Búho. 2000.

Gómez, José Miguel: *Parejas inteligentes. No ideales, no perfectas, pero sí funcionales*. Editora Búho. 2000.

Gómez, José Miguel: *Trampas de la personalidad. Conflictos que limitan y desajustan*. Editora Búho. 2002.

Helen Ringes, Kaplan: *La Nueva Terapia Sexual*. Alianza Editorial, S.A., Madrid. 1982.

Kaplan, Harold Sadock J., Benjamín: *Sinopsis de Psiquiatría*. Editora Panamericana. 1999.

Kaplan, Harold I.; Sadock J., Benjamín: *Sinopsis de psiquiatría. En Trastorno de la personalidad.* págs. 882-884-886-890.

Martínez Almánzar, Juan Fco.: *Trujillo: la vigencia de un fantasma.* Editora "9 de Octubre". 1999.

Veloz Maggiolo, Marcio: *Uña y carne. Memoria de la virilidad.* Editora Cali. 1999.

Martín G., Pear J.: *Modificación de Conducta. ¿Qué es y cómo aplicarla?* Editora Prentice Hall, España. 1999.

Mejía Ricart, Tirso: *Conducta desviada y problemas sociales.* Editora UASD, Santo Domingo, D.N., República Dominicana. 1999.

Minuchin, Salvador: *Familia y terapia familiar.* Gráfica Diamante, España. 1979.

Miolán, Ángel: *Memoria testimonio de un octogenario sobre su vida y la política de su país: De la batalla contra Trujillo en República Dominicana y Haití.* Impresora Valdez, S.A. 1996.

Ornes, Germán Emilio: *Trujillo: Pequeño César del Caribe.* Editora Colé. 1999.

Ortega y Gasset, J.: *Para la cultura del amor.* Editora El Arquero, Madrid. 1988.

Pérez S., José: *La Prensa durante los años de la Era de Trujillo, 1930-1934.* Impreso Editora Collado. Segunda Edición. 2001.

Peter A., Martín. *Manual de Terapia de Pareja*. Amorrarto Editores, S.A. Buenos Aires. 1978.

Periódico Hoy: *100 años de Historia*. Editora Corripio, C. por A. 1999.

Porot, Antoine: *Diccionario de psiquiatría*. Editora Labor, S.A. 1977.

Polaino-Lorente A.; García Villamisar, D.: *Terapia familiar y conyugal*. Rialp. Madrid. 1993.

Rojas, Enrique: *¿Quién eres? De la personalidad a la autoestima*. Editora Temas de Hoy. 2001.

Rojas, Enrique: *Remedios para el desamor*. Editora. Temas de Hoy. 1998.

Rueda, Manuel: *Bienvenida y la noche*. Editora Corripio, C. por A. 1994.

Sánchez Martínez, Fernando: *Psicología del pueblo dominicano*. Editora Universitaria. 1997.

Soto Jiménez, José Miguel: *Los motivos del machete*. Editora Corripio. 2001.

Tamayo A.: *Autoconcepto, sexo y estado civil. Acta psiquiátrica y psicológica de América Latina*; págs. 32, 207 y 214.

Tobías Yayura J.: *Trastornos obsesivos cómpulsivos*. Impreso Clamades, S.L. España. 1997.

Vargas Llosa, Mario: *La fiesta del Chivo*. Editora Taller. 2000.

Vega Bernardo: *Almoina, Galíndez y otros crímenes de Trujillo en el extranjero*. Impresos Amigos del Hogar.

Vega, Bernardo: *Nazismo, fascismo y falangismo en la República Dominicana*. Impresora Amigo del Hogar. 1995.

Vega, Bernardo: *Trujillo ante una corte marcial por violación y extorsión en 1920*. Editora Taller. 1995.

Vega, Bernardo: *Trujillo y Haití*. Vol. II, 1937-1938. Editora Taller. 1995.

Weise Delgado, Hans Paul: *Trujillo: amado por muchos, odiado por otros, temido por todos*. Editora Letra Gráfica. 2000.

Zarraluqui L.: *El divorcio: defensa del matrimonio*. Editora Bruquera. 1980.

LIBROS PUBLICADOS

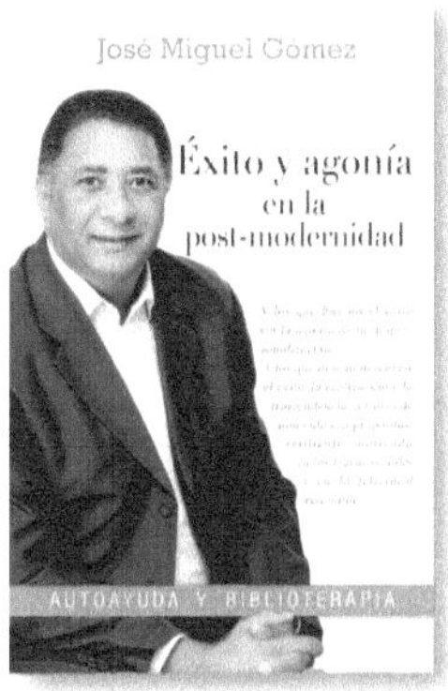

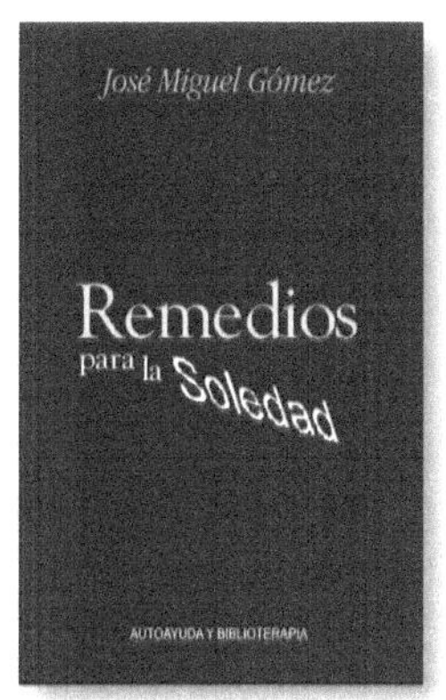

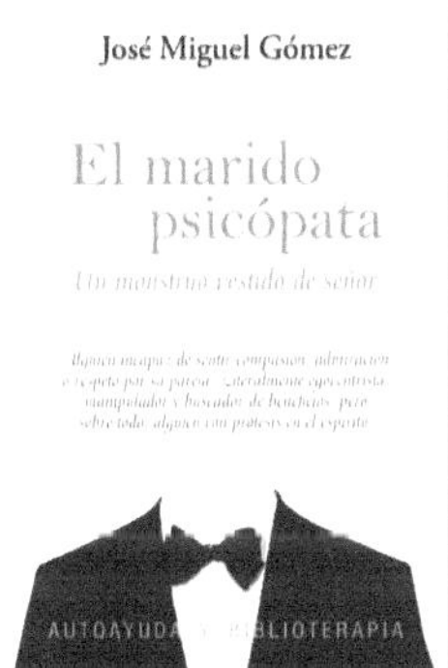

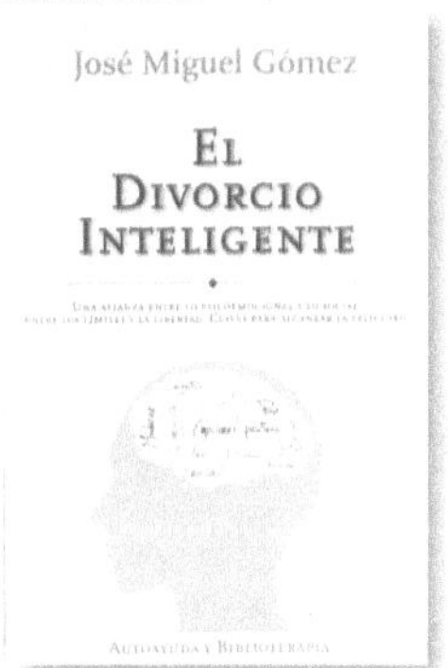

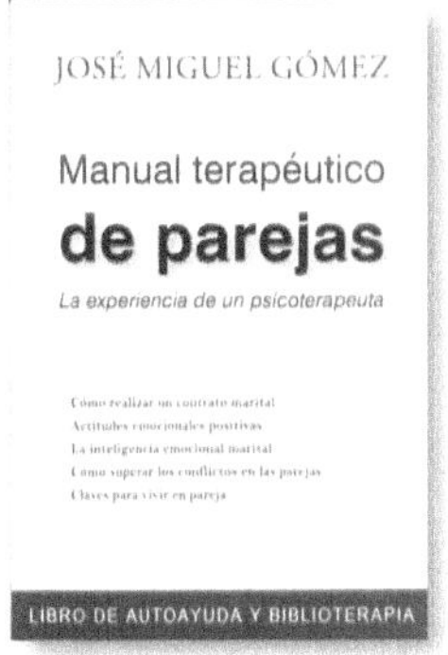

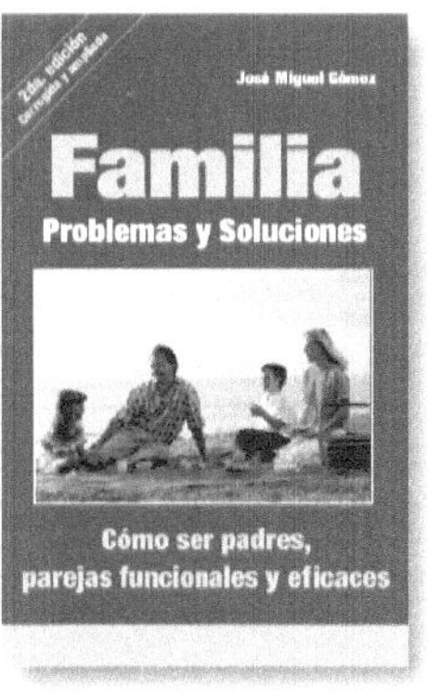

Esta reimpresión de la 3ra. edición de
TRUJILLO VISTO POR UN PSIQUIATRA
de José Miguel Gómez,
se terminó de imprimir en julio de 2022
en los talleres gráficos de Editora Búho, S.R.L.
Santo Domingo, República Dominicana